Best of Pflege

Mit „Best of Pflege" zeichnet Springer die besten Masterarbeiten und Dissertationen aus dem Bereich Pflege aus. Inhalte aus den etablierten Bereichen der Pflegewissenschaft, Pflegepädagogik, Pflegemanagement oder aus neuen Studienfeldern wie Health Care oder Ambient Assisted Living finden hier eine geeignete Plattform. Die mit Bestnote ausgezeichneten Arbeiten wurden durch Gutachter empfohlen und behandeln aktuelle Themen rund um den Bereich Pflege.

Die Reihe wendet sich an Praktiker und Wissenschaftler gleichermaßen und soll insbesondere auch Nachwuchswissenschaftlern Orientierung geben.

Andrea Kuhn

Die Errichtung einer Pflegekammer in Rheinland-Pfalz

Der fehlende Baustein zur Professionalisierung?

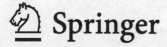

Andrea Kuhn
Ludwigshafen, Deutschland

Best of Pflege
ISBN 978-3-658-12540-0   ISBN 978-3-658-12541-7 (eBook)
DOI 10.1007/978-3-658-12541-7

Die Deutsche Nationalbibliothek verzeichnet diese Publikation in der Deutschen Nationalbibliografie; detaillierte bibliografische Daten sind im Internet über http://dnb.d-nb.de abrufbar.

Springer

Gedruckt auf säurefreiem und chlorfrei gebleichtem Papier

Springer ist Teil von Springer Nature
Die eingetragene Gesellschaft ist Springer Fachmedien Wiesbaden GmbH

Geleitwort

Die Verkammerung von Professionen stellt im europäischen und angelsächsischen Kulturraum ein charakteristisches Phänomen dar, welches das soziale Mandat der jeweiligen Profession, ihre gesellschaftliche Wertschöpfung sowie daraus entstehende Rechte und Pflichten sicherte. Für die aus der Pharmazie oder der Jurisprudenz erwachsenden Professionen sind Verkammerungsprozesse schon früh belegt, ab der Mitte des 19. Jhdt. auch für die Medizin. Für den Pflegeberuf ist die Reflexion über eine solche Verkammerung eng an den Diskurs über die Professionalisierung von Pflege gebunden, wie er sich am Ende des 19. Jhdt. erstmals zeigte und – ausgehend von den USA – zu ersten Formen der Akademisierung von Pflege führte. Mit der Verknüpfung des Diskurses über die Professionalisierung von Pflege mit dem Diskurs über die Verkammerung von Pflege ist ein Spezifikum bezeichnet, das heute zahlreiche Diskussionen in Deutschland prägt.

Die Arbeit von Andrea Kuhn belegt, wie theoretisch voraussetzungsreich und praktisch relevant die Verknüpfung beider Diskurse ist. Darüber hinaus zeigt sie, wie wichtig es ist, theoretische Grundannahmen und praktische Rahmenbedingungen so zu verknüpfen, dass die Verkammerung von Pflege – über ihre politische Bedeutung hinaus – die Wertschöpfung professioneller Pflege sowohl für die Professionellen selber als auch für die Gesellschaft, die ihre Dienstleistungen in Anspruch nimmt, nachhaltig sichert.

Darmstadt und Bern

Prof. Dr. Marion Grossklaus-Seidel
Prof. Dr. Settimio Monteverde

Vorwort

„Nichts ist mächtiger als eine Idee, deren Zeit gekommen ist." (Victor Hugo)

Die Idee der Selbstverwaltung der Pflege wird nun Wirklichkeit in der ersten deutschen Landespflegekammer in Rheinland-Pfalz. Die *Gründungskonferenz zur Errichtung einer Pflegekammer in Rheinland-Pfalz* hautnah begleiten zu dürfen, ist die interessanteste Herausforderung, die ich mir als Pflegewissenschaftlerin und Rheinland-Pfälzerin vorstellen kann. Wenn meine Arbeit als Geschäftsleitung der Gründungskonferenz die Pflege im Land ein wenig auf ihrem Weg in die Eigenständigkeit unterstützt, habe ich mein persönliches Ziel erreicht. Ein Ausdruck dafür wäre, dass ganz viele rheinland-pfälzische Pflegekräfte zukünftig mit Überzeugung sagen: „Das ist meine Kammer!"

Meine Masterthesis zum Unterstützungspotenzial der Landespflegekammer für die Pflege zu erstellen, war für mich die logische Konsequenz. Diese Thesis hätte ohne die Unterstützung vieler Menschen nicht entstehen können. Ihnen allen gebührt mein Dank: Frau Prof. Dr. Marion Großklaus-Seidel, dass sie auch diese Abschlussarbeit wissenschaftlich begleitet hat. Über die gesamte Studienzeit durfte ich so viel Wertvolles bei ihr lernen, dafür danke ich ihr nachdrücklich. Herrn Prof. Dr. Settimio Monteverde bin ich für seine allzeit ermutigende und unkomplizierte Unterstützung und den konstruktiven Austausch in Dankbarkeit verbunden. Für sein Engagement für die Pflege und das Schaffen von zeitlichen Räumen bin ich Herrn Prof. Dr. Peter Mudra zu Dank verpflichtet. Ein großes Dankeschön geht an Frau Katja Hartig-Tries, Frau Petra Müller und Mrs. Dawn Champbell, die sich bereit fanden, Thesis und Abstract kritisch gegenzulesen. Nicht zuletzt danke ich meinem Ehemann Stefan Kuhn, der mir über die lange Stunden am Schreibtisch den Rücken freihielt und in so vielen Gesprächen meine Überlegungen mit mir teilte.

Steinbach   Andrea Kuhn

Inhaltsverzeichnis

Anmerkung zur geschlechtsspezifischen Schreibweise

Bei der vorliegenden Arbeit wurde möglichst die geschlechtsneutrale Formulierung gewählt. Sofern dies nicht erfolgte, sind selbstverständlich immer beide Geschlechter gemeint. Trotz der innewohnenden Problematik fiel diese Entscheidung aufgrund des besseren Leseflusses und des begrenzten Platzes zugunsten der Praktikabilität.

Abbildungsverzeichnis

Abkürzungsverzeichnis

AG	Arbeitsgruppe
AG F&O	Arbeitsgruppe Finanzen und Organisation der Gründungskonferenz (s.u.)
bpa	Bundesverband privater Anbieter sozialer Dienste e.V.
BRS	Beratungs- und Registrierungsstelle des dip (s.u.)
DBfK	Deutscher Berufsverband der Pflegeberufe
dip	Deutsches Institut für angewandte Pflegeforschung, Köln
DPO	Dachverband der Pflegeorganisationen in RLP
DPR	Deutscher Pflegerat
GA	Gründungsausschuss der Landespflegekammer RLP
g-ba	Gemeinsamer Bundesausschuss; entscheidet über die Ressourcen des SGB V
GK	Gründungskonferenz zur Errichtung einer Pflegekammer in Rheinland-Pfalz
GKvO	Gründungskonferenz vor Ort, Informationsveranstaltung der GK
HeilBG	Heilberufsgesetz, hier ist immer die Novelle von 2014 gemeint
Jh.	Jahrhundert
Kap.	Kapitel
LÄK	Landesärztekammer Rheinland-Pfalz
LPFK	Landespflegekammer Rheinland-Pfalz
LPK	Landespsychotherapeutenkammer Rheinland-Pfalz
LWTG	Landesgesetz über Wohnformen und Teilhabe RLP (ehemals Heimgesetz)
MSAGD	Ministerium für Soziales, Arbeit, Gesundheit und Demografie Rheinland-Pfalz
NRW	Nordrhein-Westfalen
RLP	Rheinland-Pfalz
SGB	Sozialgesetzbuch
SGB V	Sozialgesetzbuch V, regelt die gesetzliche Krankenversicherung
SGB VI	Sozialgesetzbuch VI, regelt die gesetzliche Rentenversicherung
SGB XI	Sozialgesetzbuch XI, regelt die gesetzliche Pflegeversicherung
SOPO	Sozialpolitischer Ausschuss des Landtags von Rheinland-Pfalz
SWR	Südwestfunk, Rundfunk- und Fernsehanstalt
RG	Reichsektion Gesundheitswesen (Gewerkschaft der Pflege zu Beginn des 20. Jh.)
ver.di	Vereinigte Dienstleistungsgewerkschaft

1 Einleitung

Eine Pflegekammer ist formal gesehen der fehlende Baustein im Professionalisierungsprozess der Pflege. Sie hat das Potenzial, zur Verbesserung der aktuellen Situation in der Pflege beizutragen. Die Errichtung einer Pflegekammer unterliegt dem Länderrecht. Rheinland-Pfalz (RLP) hat sich als erstes deutsches Bundesland auf den Weg gemacht, eine Pflegekammer zu errichten. Aktuell läuft das Gesetzgebungsverfahren.

Die Gründungskonferenz *zur Errichtung einer Pflegekammer in Rheinland-Pfalz* (GK) begleitet das Verfahren als Projekt des Landes. Projektziele sind die Öffentlichkeitsarbeit und das Vordenken der Landespflegekammer (LPFK). In den Strukturen und Prozessen ist das Spezielle der Profession Pflege aufzunehmen und diese Perspektive zentral zu stellen. An dem Punkt setzt die Thesis an. Wenn die Institution Pflegekammer der Pflege keinen Nutzen bringt, gibt es keine ethisch vertretbare Grundlage, warum die Pflegenden gesetzlich verpflichtet werden sollten, Mitglied zu werden und finanziell für die Kammer aufkommen zu müssen.

Die Forderung macht die Lücke sichtbar: Im politischen Prozess ist der Nutzen für die Pflege bisher zwar strukturell benannt, die Ausgestaltung jedoch offen. Aufgrund des politisch aufgebauten Kostendrucks drohen die pflegespezifischen Ziele nachrangig behandelt zu werden. Bürokratische und juristische Ziele könnten in den Vordergrund geraten. Wenn das passiert, könnte die Kammer nur wenig zur Professionalisierung beitragen und die Erwartungen der Pflegenden nicht erfüllen. Die daraus resultierenden Forschungsfragen lauten: Wie kann die Kammer als fehlender Baustein zur Professionalisierung eine unterstützende Wirkung für die Pflegenden entfalten? Wie ist das zu überprüfen?

Die Errichtung der Pflegekammer ist ein berufspolitisches Anliegen. Die Anwendung der Politikfeldanalyse als neueres Konzept aus der Politikwissenschaft (Kap. 3) bietet den theoretischen Rahmen zur Beantwortung der Fragen. Mit dem dazugehörenden heuristischen Instrument des Policy Cycles lassen sich der lange Weg bis zur Errichtung der Pflegekammer und der politische Prozess in RLP nachvollziehbar abbilden.

Nach dem Coleman-Modell wirken auf die Makroebene politischer Entwicklungen Kontexthypothesen auf der Mikroebene ein. Das Modell verdeutlicht die Zusammenhänge. Die Arbeit fächert die professionsrelevanten Komponenten der Pflege auf. Das Badewannenmodell wird dabei auf politisch institutioneller Ebene gedacht, die Makroebene bildet das Policy-Programm *Errichtung einer Pflegekammer in RLP*. Die Mikroebene nimmt die speziellen Gegebenheiten der Pflege als Kontextvariablen auf. Die Argumentation wird anhand einer theoretisch-konzeptionellen Analyse entwickelt. Dabei liegt der Fokus überwiegend auf deutschsprachigen pflegewissenschaftlichen Quellen.

Neben dem Beitrag zur Politikfeldanalyse aus Perspektive der Profession Pflege leistet die Thesis einen Beitrag zu den soziologischen Theorien der Professionalisierung der Pflege, indem sie die antagonistischen pflegetheoretischen Ansätze zusammenbringt. Professionstheorien werden seit Beginn der Professionalisierung der Pflege immer wieder rezipiert. Kap. 4.1 benennt sie als erste Kontextvariablen. Ausgangspunkt ist die Definition der Begriffe Beruf und Profession und deren Relation zueinander. Die in der Pflegeliteratur benutzten professionstheoretischen Strömungen werden vorgestellt und in merkmalsorientierte, strukturtheoretische und machttheoretische Ansätze gegliedert. Die Theorien sind alle für sich notwendig, sie zeigen jeweils Facetten der Pflege. Alleine ist jedoch keine hinreichend. Ein Gesamteindruck der Profession Pflege entsteht, wenn man sie integriert. So ist die Pflege als Ganzes besser zu fassen.

Bedeutende Kontextvariablen sind die professionsspezifischen Charakteristika der Pflege. Sie wurzeln in der Historie der Pflege, eng verbunden mit der Professionsentwicklung der Ärzte einerseits und dem Genderaspekt andererseits. Die historische Entstehung von Pflege als christlicher Liebestätigkeit über die Definition eines Pflegeberufs bis zur Entwicklung einer Profession hat prägende Auswirkungen. Die Ursachen der Zersplitterung und der wirkungsarmen Interessenvertretungen der Pflege liegen ebenfalls hier. Zusammen wirken sie in der aktuellen Situation der professionellen Pflege weiter, ohne dass sie entsprechend reflektiert werden (Kap. 4.2). Das Charakteristische setzt sich in der Diskussion um die Selbstverwaltung als fehlenden Professionsbaustein fort (Kap. 4.3). Es findet Ausdruck in der oft fehlenden Wahrnehmung der politischen Dimension der LPFK durch die Pflege selbst. Die Argumente der Kammergegner sind zu beleuchten, deren Einflussnahme auf die Pflege ist nicht unerheblich. Für den Policy Cycle bildet Kapitel 4 einen großen Teil der Problemdefinition aus Sicht der Pflege ab, es bekam deshalb viel Raum.

Kapitel 5 untersucht den aktuellen Stand der Professionalisierung der Professionsbausteine gesellschaftlicher Zentralwert, universelles Wissen und Berufsethik für die Pflege. Dem gesamten Entwicklungsstand wohnen Problemlagen inne, die als Kontextvariablen wirken.

Kapitel 6 erweitert um die Perspektiven der Stakeholder. Es stellt die aktuellen Problemlagen der Pflege aus Sicht der Sozial- und Gesundheitspolitik des Landes und der Pflegeempfänger dar und zeigt Interventionsmöglichkeiten einer LPFK auf. Bei den Pflegepraktikern geht die Analyse etwas mehr in die Tiefe. Sie differenziert die Probleme in den verschiedenen Bereichen Akut- und Langzeitpflege und schließt mit dem Votum der Pflegekräfte zur Landespflegekammer (LPFK). Der Problemdruck aller Stakeholder hat dazu geführt, dass die Pflegekammer auf die politische Agenda kam.

Dem schloss sich die Politikformulierung durch die Novelle des Heilberufsgesetzes (HeilBG) an. Wenn in der Thesis vom HeilBG gesprochen wird, ist
ausnahmslos die aktuell[1] im Gesetzgebungsverfahren befindliche Novelle des
Landes Rheinland-Pfalz gemeint. Kapitel 7 gibt Einblicke in das Verfahren.

Kapitel 8 zeigt die zweistufige Implementierung über den Gründungsausschuss 2015 bis zur LPFK 2016 und verschweigt nicht die möglichen Gefahren
einer Pflegekammer.

Am Ende der Untersuchung stehen in Kapitel 9 Aggregationsregeln. Sie
ermöglichen die Ableitung von Handlungsempfehlungen für den Errichtungsprozess der Kammer auf der Makroebene. Die Empfehlungen haben das Potenzial,
eine Kammer für die Pflegenden aufzubauen, welche die Anliegen der Pflege
aufnimmt und diese zu ihrem Nutzen in Struktur und Prozess umsetzt. So werden
die Forschungsfrage beantwortet und zugleich evaluierbare Ziele definiert. Eine
begleitende Evaluation kann diese im Blick halten und bei Abweichungen nach-
justieren und zur Qualitätssicherung beitragen.

---

1   Die Thesis wurde Mitte 2014 verfasst, die weitere Entwicklung umreißt Kapitel 11.

2 Die Gründungskonferenz zur Errichtung einer Pflegekammer in Rheinland-Pfalz

Eine Pflegekammer ist das Selbstverwaltungsorgan für die Berufsgruppe der Pflegenden. Rheinland-Pfalz (RLP) hat sich als erstes deutsches Bundesland auf den Weg gemacht, eine Landespflegekammer (LPFK) aufzubauen. Kapitel 2 stellt das gerade laufende Projekt *Gründungskonferenz zur Errichtung einer Pflegekammer in Rheinland-Pfalz* (GK) vor[1].

Der langjährige Wunsch der Berufsverbände zur Schaffung einer Selbstverwaltung der Profession Pflege fand 2012 im Ministerium für Soziales, Arbeit, Gesundheit und Demografie (MSAGD) Gehör, das Thema kam auf die politische Agenda. Als erster Schritt startete unter der Federführung der damaligen Ministerin Malu Dreyer im Dezember 2012 eine Abstimmung pro oder contra Kammer, zu der alle Pflegekräfte aufgerufen waren.

Frau Dreyer wurde im Januar 2013 zur Ministerpräsidentin des Landes Rheinland-Pfalz gewählt. Am 28.03.2013, einem Gründonnerstag, verkündete ihr Nachfolger, Minister Alexander Schweitzer (MSAGD), das Ergebnis der Abstimmung: 76% der teilnehmenden Pflegenden stimmten für die Errichtung einer Pflegekammer (vgl. Weidner et al. 2013) (s. Kap. 6.3.3). Damit war der Handlungsbedarf an die Politik formuliert, das Ministerium war in der Pflicht, einen gesetzlichen Rahmen zu erstellen.

Der in der Thesis genutzte Begriff Pflege umfasst Pflegende, welche im Bereich der Pflege arbeiten und entlohnt werden. Die professionelle Pflege ist von der Laienpflege abzugrenzen, die im privaten, familiären Umfeld stattfindet. Der Bereich Pflege meint sowohl die direkte Pflege *am Bett* als auch administrative, beratende, pädagogische und wissenschaftliche Aufgabenfelder der Pflege. Zugangsvoraussetzung zur Mitgliedschaft in der Pflegekammer wird die dreijährige Ausbildung in der Gesundheits- und Krankenpflege, der Altenpflege sowie der Gesundheits- und Kinderkrankenpflege sein. Zur Abgrenzung von geringeren Qualifikationsniveaus (einjährig ausgebildet, angelernt) wird der Begriff Pflegefachkraft verwandt. Akademisch ausgebildete Pflegekräfte fallen auch unter die Kategorie, wenn sie neben dem akademischen Abschluss über die o.g. Ausbildung verfügen. (s. Kap. 5).

---

[1]   Stand der Entwicklung August 2014, weitere Schritte erfolgten nach Beendigung dieser Arbeit (s. Kap. 11).

2.1 Gründungskonferenz: Aufgaben, Ziele und Umsetzungsstand

Im Laufe des Abstimmungsverfahrens zur Kammer verdeutlichte sich ein hochrelevantes Nebenergebnis: Unter den Pflegekräften herrscht ein erhebliches Informationsdefizit rund um das Thema Pflegekammer. Im MSAGD erkannte man, dass es entscheidend für die Errichtung der Pflegekammer sein würde, den Dialog mit den Pflegekräften zu intensivieren und fortzusetzen (vgl. MSAGD RLP 28.03.2013, S. 3). Darum lancierte das Ministerium das Projekt *Gründungskonferenz zur Errichtung einer Pflegekammer in Rheinland-Pfalz* (GK). Ziele waren die umfassende Information der Pflegenden, die Erläuterung der Aufgaben und Leistungen der LPFK, die Darstellung des Gründungsprozesses und die Diskussion mit den Pflegekräften zur Aufnahme von Anregungen, Wünschen und Kritik. Zielgruppe war vor allem die Basis. Die Vorbereitung der LPFK war das zweite Ziel (vgl. MSAGD RLP 2013).

Im Juli 2013 berief Minister Schweitzer die Gründungskonferenz ein (vgl. MSAGD RLP 2013, S. 4). Es handelte sich um ein Gremium aus 19 Pflegepraktikern und Fachexperten der professionellen Pflege. Den Vorsitz hatte Sr. M. Basina Kloos, Vorstandsvorsitzende der Marienhaus Stiftung, übernommen. Die Mitglieder der GK rekrutierten sich aus der Pflegepraxis der Gesundheits- und Krankenpflege, der Gesundheits- und Kinderkrankenpflege und der Altenpflege; den Berufsverbänden, der Mitarbeitervertretung und der Gewerkschaft ver.di, den Kranken- und Altenpflegeschulen und der Pflegewissenschaft. All diese Mitglieder verfügen über eine pflegerische Ausbildung und pflegerische Berufserfahrung. Zum Einbezug der Pflegeeinrichtungen wurde je ein Vertreter der Krankenhausgesellschaft RLP und der Pflegegesellschaft RLP entsandt. Jedes Mitglied hat eine Stellvertretung.

Projektträger ist die Hochschule Ludwigshafen am Rhein, dort wurde eine Geschäftsstelle angesiedelt. Die pflegewissenschaftliche Geschäftsleitung ist verantwortlich für die Koordination aller Aktivitäten der GK. Sie steht für alle Fragen rund um die Kammergründung zur Verfügung. Daneben wurde ein Büro bei der Marienhaus-Stiftung in Neuwied installiert, dort arbeitet eine Pflegewissenschaftlerin der Vorsitzenden Sr. Basina zu.

Ein weiterer Schwerpunkt im Tätigkeitsportfolio ist die Pressearbeit. Es wurden Kontakte zu regionalen und überregionalen Tages- und Wochenzeitungen, den Pressestellen der Kirchen und Wohlfahrtsverbände, den Fernsehsendern und Rundfunkanstalten, zu den meisten Fachzeitschriften und Newslettern der Pflege, den Berufsverbänden, dem Deutschen Pflegerat, den Landespflegeräten und den Fachgruppen geknüpft. Informationen konnten zeitnah über einen digitalen Medienverteiler versandt werden.

Im zweimonatigen Abstand finden ganztägige Gründungskonn ..... in verschiedenen Einrichtungen der Kranken- und Altenpflege in RLP statt. Der Geschäftsstelle, dem Büro Sr. Basina und der vorbereitenden AG fiel die Aufgabe zu, die Konferenzen vorzubereiten. Die Mitarbeiterinnen der Geschäftsstelle und des Büros Sr. Basina haben bei den Konferenzen Gaststatus. Ebenfalls Gäste sind Mitarbeiterinnen und Mitarbeiter des MSAGD. Gäste können sich an den Debatten beteiligen, sie gestalten eigene Tagesordnungspunkte, haben jedoch kein Stimmrecht.

Die Gründungskonferenz hat zwei zentrale Aufgaben: Sie denkt die neu zu errichtende LPFK vor und spricht zur Beratung der politischen Entscheider fachlich fundierte Vorschläge aus. Bisher nahm sie Stellung zur Novelle des Heilberufsgesetzes (HeilBG), sie sprach Empfehlungen für einen pflegespezifischen Weg zur Kammergründung aus. Ein großes Anliegen dabei ist der Dienstleistungscharakter der LPFK für die Pflegefachkräfte.

Zur Erarbeitung der vorbereitenden Aufgaben für den Gründungsausschuss (GA) und die LPFK wurde die Arbeitsgruppe Finanzen & Organisation (AG F&O) ins Leben gerufen. Sie setzt sich aus Mitgliedern und Stellvertretungen der Gründungskonferenz, sowie den Mitarbeiterinnen der operativen Ebene zusammen. Beratend sind Mitarbeiter des MSAGD und als Experte in Kammerfragen ein Geschäftsführer einer Bezirksärztekammer anwesend. Bei den monatlich stattfindenden AG-Treffen werden viele Punkte vorgeplant, die für die Gestaltung der zukünftigen Kammer relevant sein würden. Beispiele sind Mitgliederregistrierung, Beitragserhebung, Räumlichkeiten, Büroausstattung, EDV und Personal. Entscheidungen darüber werden erst der GA und die LPFK treffen. Die Empfehlungen der AG haben jedoch großes Unterstützungspotential für einen guten Start der Kammerarbeit.

Der zweite Aufgabenblock der GK umfasst die Öffentlichkeitsarbeit. Man möchte die Pflegepraktiker vor Ort direkt erreichen, sie informieren, mit ihnen diskutieren, Anregungen, Wünsche und Kritik aufnehmen und in den Errichtungsprozess der Pflegekammer einfließen lassen. Dazu finden unter dem Namen *Gründungskonferenz vor Ort* (GKvO) landesweit Veranstaltungen in Krankenhäusern, Altenheimen, bei Pflegediensten, etc. statt. Insgesamt 22 Multiplikatoren stehen als Referenten zur Verfügung. Sie generieren sich aus der GK, viele freiwillige Helfer unterstützen sie. Logistisch wurde Rheinland-Pfalz in sechs Regionen aufgeteilt und Multiplikatoren mit Helferteams regional zugeordnet. Die vorbereitende Arbeitsgruppe und die Geschäftsstelle schrieben eine Präsentation und ein Regiehandbuch für die Veranstaltungen. Informationsflyer dienen als Hand-out.

Um alle Pflegeeinrichtungen im Land erreichen zu können, erstellte die Geschäftsstelle einen Verteiler, der alle Krankenhäuser, stationären Pflegeeinrichtungen, ambulanten Pflegedienste, Reha-Kliniken, Hospize, Ausbildungsstätten und Hochschulen der Pflege in RLP umfasst. Enthalten sind Telefonnummern, Mail- und Postadressen der relevanten Ansprechpartner. Über den Verteiler lud die Geschäftsstelle regional zu den GKvOs ein. Darüber hinaus nutzen die Multiplikatoren ihre persönlichen Netzwerke. Dem Minister wurden ursprünglich 100 Veranstaltungen im ganzen Land zugesagt. Die Zahl ist aufgrund des hohen Engagements der Multiplikatoren weit überschritten. Im Juli 2014 waren 160 Veranstaltungen bei der Geschäftsstelle gemeldet, ständig kommen neue hinzu[2].

Die Multiplikatoren sind gehalten, die Veranstaltungen zu dokumentieren. Dafür liegen einheitliche Dokumentationsmaterialien vor. Die Teilnehmenden können sich in Anwesenheitslisten eintragen, neben Kontaktdaten wurde das Arbeitsfeld (Klinik, stat.-, ambulante Altenpflege, etc.) abgefragt. Teilnehmende, die in ihrer Einrichtung als Ansprechpartner vor Ort zur Verfügung stehen, können ihre Daten in einer dafür vorgesehenen Liste hinterlegen. Das dient dem Aufbau eines Netzwerkes als induktiver Zugang zu den Pflegenden neben dem o.g. Einrichtungsverteiler, der eher deduktiv angelegt ist. Kurzprotokolle der Veranstaltungen nahmen Wünsche und Anregungen aber auch Ängste und Kritik der Pflegekräfte auf. Die Geschäftsstelle wertet die Dokumentationen zur Evaluation aus.

Ein wichtiges Informationsmedium ist die Homepage der Gründungskonferenz, die von der Geschäftsstelle aufgebaut und gepflegt wird. Sie beinhaltet detaillierte Informationen rund um das Thema Pflegekammer. Alle öffentlichen Veranstaltungstermine sind dort eingestellt, eine Teilnahme aller Interessierten ist überall möglich. Nachzulesen sind aktuelle News rund um den Errichtungsprozess. Der Informationsflyer, die Präsentation, Pressemitteilungen, Fachartikel und Filmbeiträge stehen zum Download bereit. Im internen Bereich sind alle Unterlagen für die GK- Mitglieder hinterlegt. Die Homepage findet breite Akzeptanz, sie rangiert bei einschlägigen Suchmaschinen ganz weit oben.

Da das Gesetzgebungsverfahren etwas mehr Zeit benötigen würde, verlängerte sich auch die Laufzeit des Projektes Gründungskonferenz von ursprünglich August 2014 bis Ende 2014. Die Verlängerung begründete das MSAGD mit der guten Ausgabenerfüllung und dem außerordentlichen Engagement.der beteiligten Personen für die Sache der Pflege.

2.2   Pflegekammer: Perspektiven für Pflegefachkräfte

Nach der Vorstellung des MSAGD wird die LPFK in ihrem Selbstverständnis eine „serviceorientierte Informations-, Beratungs- und Anlaufstelle für alle Pflegekräfte" (MSAGD 2013, S. 7) sein. Die Kommunikation mit den Pflegefachkräften soll im Mittelpunkt stehen. Interne Aufgaben neben der Registrierung der

---

2   Insgesamt wurden bis Ende 2014 254 Informationsveranstaltungen durchgeführt und über 11000 Personen erreicht (s. Kap. 11).

Kammermitglieder sind die Erstellung der Berufsordnung und die Schaffung von Fort- und Weiterbildungsangeboten. Nach außen vertritt die Kammer die Interessen der Mitglieder, indem sie als Ansprechpartnerin „der Politik bei allen Fragen der Pflege" (ebd.) dient. Die Zusammenarbeit mit den anderen Heilberufskammern ist ebenfalls gewünscht.

Zwar wird die LPFK der gleichen Gesetzesgrundlage unterliegen, wie die anderen Kammern des Heilberufsgesetzes. Trotzdem kann sich die Schwerpunktsetzung in der Ausdifferenzierung unterscheiden. Die Notwendigkeit dazu wurde in den Informationsveranstaltungen deutlich. Aufbauend auf den Maßgaben des MSAGD und in enger Abstimmung mit den Experten der Gründungskonferenz entstand die landeseinheitliche Präsentation. Die inhaltliche Botschaft fokussierte die Zielgruppe Pflegekräfte. Nach allgemeinen Informationen zum Errichtungsprozess der LPFK steht der Mittelteil zentral, welcher die Perspektive einer Pflegefachkraft einnimmt, die sich fragt: „Was bringt mir die Pflegekammer?" (vgl. Gründungskonferenz Landespflegekammer RLP 2013). Anhand von fünf Leitfragen aufgefächert wurde der Unterstützungscharakter für die Pflegekräfte verdeutlicht. Diese lauten:

- „Handle ich fachlich und ethisch richtig?
- Was ist mit meinen Arbeitsbedingungen?
- Handle ich rechtlich korrekt?
- Welche Weiterbildungsmöglichkeiten gibt es für mich?
- Wie geht es mit der Pflege in Deutschland weiter?" (ebd. S. 11).

Die Antworten differenzieren Handlungsmöglichkeiten der LPFK zur Dienstleistung aus. Als Unterstützung des pflegerischen Handelns wird die Festlegung der Berufsstandards durch die eigene Berufsgruppe genannt. Instrumente sind die Berufsordnung, die Expertenstandards der Pflege und pflegeethische Standards. Kammermitglieder können jederzeit bei der LPFK um Rat nachfragen und sich aktiv einbringen. Sie sind über jede Neuerung zu informieren (vgl. ebd., S. 12).

„Die Arbeitsbedingungen müssen mir erlauben, meinen Pflichten nachzukommen!" (ebd., S. 13). Jeder Pflegefachkraft wird zugesichert, dass sie sich an ihre Kammer wenden kann, wenn die Arbeitsbedingungen sie behindern, den festgelegten Standards nachzukommen. In dem Fall können die Mitarbeitenden der Kammer das Gespräch mit den Arbeitgebern suchen und versuchen, eine gemeinsame Lösung zu finden. Es gibt zwar keine direkte rechtliche Handhabe, allerdings haben die Erfahrungen der anderen Heilberufskammern gezeigt, dass Gespräche zwischen Kammer und Arbeitgeber durchaus ein gewinnbringendes Instrument für Kammermitglieder sind.

Die „Rechtsberatung meiner Kammer" (ebd., S. 14) versichert den Pflege-kräften, dass sie jederzeit bei kniffligen berufsrechtlichen Fragen und beobachte-ten juristischen Problemen die Rechtsberatung der LPFK einschalten können. Bei Beschwerden steht ihnen ein Schlichtungsausschuss zur Seite, der eine juris-tische Auseinandersetzung verhindern soll.

Die Mitglieder haben Anspruch auf verlässliche, qualitätsgesicherte Fort- und Weiterbildungen. Die Inhalte bestimmen und zertifizieren die Experten der LPFK (vgl. ebd., S. 15).

Der politische Einfluss der Pflege ist das weitreichendste Argument:

> „Meine Kammer nimmt fachpolitischen Einfluss auf alle pflegepolitischen Entwick-lungen. Bei Neuerungen von Gesetzen und Verordnungen, die die Pflege betreffen, ar-beiten Vertreter meiner Kammer mit. Ich als Kammermitglied bin pflegepolitisch im-mer auf dem neusten Stand" (ebd., S. 15).

Das bedeutet, dass in Zukunft die Pflegekammer zu allen politischen Festlegun-gen ihren Standpunkt einbringen muss. Aktuell können bei den politischen Ent-scheidungen Experten hinzugezogen werden, müssen aber nicht. Sowohl auf die Auswahl derer, die gehört werden, als auch darauf, ob überhaupt jemand gehört wird, gibt es noch keinen Rechtsanspruch. Es ist davon auszugehen, dass die Parteien zu Wort kommen, die die stärkere Lobby haben. Martini schreibt dazu:

> „Bisher treffen die Funktionsträger der Pflege als Feierabend-Lobbyisten auf professi-onell agierende und mit entsprechendem Unterbau ausgestattete Funktionäre anderer Kammern. Das begünstigt eine Asymmetrie der Interessensdurchsetzungschancen" (Martini 2014, S. 229).

Eine gewisse Beliebigkeit wird deutlich und verstärkt die Wahrnehmung, dass über die Pflege gesprochen wird statt mit der Pflege. In Zukunft bindet der Staat den neuen Ansprechpartner LPFK nahtlos in die Entscheidungsprozesse zur Pflege ein (vgl.Martini 2014, S. 36). Den Vorteil betonte auch Minister Schweit-zer (MSAGD RLP) im Interview für den SWR am 03.06.2014.

Die Präsentation grenzt die Aufgaben der LPFK von denen der Gewerk-schaften und der Berufsverbände ab, betont jedoch die hohe Bedeutung der Zu-sammenarbeit aller drei Gremien. Zum Schluss weist sie nochmals auf die neue starke Stimme der Pflege hin. Pflege wird „grundsätzlicher politischer Verhand-lungspartner" (Gründungskonferenz Landespflegekammer RLP 2013, S. 25) sein. Die Perspektive auf die Bundesebene zeigt die stärkere Mitbestimmung bei der Ressourcenverteilung im Gesundheitswesen (vgl. ebd., S. 26).

Der Service-Charakter für Pflegefachkräfte wird in der Präsentation klar kommuniziert. Ebenso verhält es sich bei den Inhalten der Homepage und des Informationsflyers der GK. Das übergeordnete Ziel der Unterstützung wird über-all auf vielfältige Weise benannt. Mit der Strategie wirbt die GK in eigener Sa-che für die LPFK. Die Multiplikatoren ziehen mit der Botschaft durchs ganze

Land. Sie verdeutlichen allen den Mehrwert, den die Pflegekräfte sich von ihrer Kammer versprechen können. Allerdings wird die Umsetzung nicht ganz unproblematisch. Wo Problempunkte zu sehen sind erläutert Kapitel 2.3.

2.3 Pflegekammer: Umsetzungsproblematiken

Als erstes Fazit lässt sich festhalten, dass Rheinland-Pfalz große Anstrengungen unternimmt, die Errichtung der LPFK voranzutreiben. Das Land geht dabei den kooperativen Weg mit den Pflegefachkräften. Zentral ist deren Einbindung. Das gereicht zum Vorteil für beide Seiten: Die Pflege hat die Möglichkeit, sich schon frühzeitig im Errichtungsprozess in die Gestaltung ihrer Kammer einzubringen; das Land hat die Chance, ein Gesetz auf den Weg zu bringen, das eine Kammer für die Pflegenden ermöglicht und Rahmenbedingungen vorzudenken, die nicht an den Bedürfnissen der Pflege vorbei geplant sind. Die Ziele für die Pflege sind alle in der Präsentation, auf der Homepage und im Flyer hinterlegt (s. 2.2). Der für den Gesetzesentwurf federführende Referent brachte es auf den Punkt: „Niemand kann Pflege besser definieren und gestalten als die Pflege selbst" (Faltin 2013a, S. 43). Das meint, dass die Pflegenden als Experten selbst ihr Feld gestalten sollen.

Die Argumentation führt zur Forschungslücke: Im politischen Prozess rund um die Gesetzesnovellierung ist der Nutzen für die Pflege bisher zwar überall strukturell benannt, die detaillierte Ausgestaltung bleibt jedoch weitgehend offen. Da das HeilBG für alle Heilberufe gelten wird, muss es zwangsläufig allgemein gehalten sein. Über die Gesetzesgrundlage hinaus sind die Ziele und speziellen Aspekte der Pflege in der LPFK abzubilden.

Es lässt sich jedoch eine gewisse Unsicherheit bei den Verantwortlichen darüber beobachten, was wohl genau das Spezielle der Pflege sein könnte, aus welchen Komponenten es sich zusammensetzt und welche Konsequenzen sich daraus in der Umsetzung ergeben. Schon die Abgrenzung der Tätigkeiten und Zuständigkeiten der Pflege im Bezug zu den anderen Heilberufen scheint aus der Außenperspektive eher schwierig.

Erschwerend für die Situation kommt hinzu, dass die zweiten Stakeholder der Pflegekammer die Pflegeempfänger sind. Die LPFK wird für die Sicherstellung einer qualitativ hochwertigen pflegerischen Versorgung verantwortlich sein. Dahinter können sowohl zentrale gemeinsame Interessen von Pflegekräften und Pflegeempfängern als auch wiederstreitende Interessenslagen zwischen den beiden stehen. Beide Möglichkeiten sind per se nicht negativ zu bewerten. Die Tragweite der jeweiligen Interpretation scheint jedoch bisher unklar. Das angeführte Zitat könnte denn auch so interpretiert werden, dass man den Part aufgrund inhärenter Unwägbarkeiten lieber abgibt.

Mit Inkrafttreten des neuen HeilBG liegt es in der Hand der professionellen Pflege, ihre Selbstverwaltung intern zu definieren und zu gestalten, um dann extern an der Definition und Gestaltung von Pflege mitzuwirken. Eine Kammer ist formal gesehen der fehlende Baustein im Professionalisierungsprozess der Pflege in Deutschland. Die Errichtung der LPFK hat das Potenzial, zur Verbesserung der aktuellen Situation in der Pflege beizutragen und zwar für die professionelle Pflege und die Pflegeempfänger gleichermaßen. Der einzige ethische Legitimationsrahmen für die Errichtung einer Pflegekammer aus Sicht der Pflegefachkräfte ist die Umsetzung dieses Benefits. Oder anders herum: Wenn die Pflegekammer der Pflege nicht nutzt, gibt es keine ethisch vertretbare Grundlage, die Pflegefachkräfte gesetzlich zu verpflichten, Mitglied zu werden und finanziell für die Kammer aufzukommen. Dann müsste der Sicherstellungsauftrag beim Land bleiben (s. Kap. 6.1).

Eine zusätzliche Problematik ergibt sich aus der Darstellung der Pflege in den Medien: Sie wird als unterbezahlter Beruf dargestellt, deren Angehörige in prekären finanziellen Bedingungen leben (vgl. exempl. Frankfurter Rundschau 2013; Bayerisches Fernsehen 2013).

Dies baut öffentlichen Druck auf das MSAGD auf. Politischer Wille ist der Schutz der Pflegekräfte vor finanzieller Überforderung bei der auferlegten verpflichtenden Kammermitgliedschaft. Deshalb sollen nach Maßgabe des MSAGD die zukünftigen Kammerbeiträge möglichst niedrig angesetzt werden. Im Flyer zur Kammerabstimmung des MSAGD wurden 10€ pro Monat genannt (MSAGD RLP 2012). Später, bei der Pressekonferenz zur Bekanntgabe der Abstimmungsergebnisse, war ein Sockelbetrag von 3,50€ im Gespräch. Das baut erheblichen Kostendruck auf die Planung, das Priorisieren und die Ausgestaltung der LPFK auf.

Aufgrund des Drucks könnten bei der Umsetzung der Kammerstruktur bürokratische und juristische Ziele, die den Entscheidern im MSAGD wegen ihres beruflichen Hintergrunds eher geläufig sind, in den Vordergrund geraten. Die unbekannteren, pflegespezifischen Ziele drohen nachrangig behandelt und deren Umsetzung zeitlich hinausgezögert zu werden. Die Wahrscheinlichkeit scheint umso höher, je weniger die Beteiligten sich im Bereich der Pflege auskennen. Falls das passiert, könnte die Kammer inhaltlich nur wenig zur Professionalisierung beitragen und die geweckten Erwartungen als Unterstützung der Pflegekräfte nicht erfüllen. So könnte sich die Prophezeiung der Kammergegner bewahrheiten, die die LPFK als zusätzliche unnütze bürokratische Last sehen (vgl. bpa 30.08.2013), die sich als neue Zugangshürde zum Beruf entwickeln könnte. (s. Kap 4.3.3).

2.4 Forschungsfrage: Quellenlage und Weg der Beantwortung

Um die LPFK auf eine solide, zur Pflege passende Grundlage zu stellen, ist es nötig, das in Bezug zur Kammererrichtung relevante Spektrum der Profession Pflege zu analysieren und zusammenführend zu beschreiben. Daraus werden im zweiten Schritt Kategorien für eine Evaluation der Kammerarbeit abgeleitet. Die Kategorien münden in definierte Ziele, die im Sinne der Qualitätsentwicklung überprüfbar sind.

Einen Beitrag zu leisten, damit die Kammer sich als Benefit für die Pflege entwickeln kann, die dem Leitmotiv *...das ist meine Kammer* der Gründungskonferenz genügt, ist das Ziel der theoretisch, konzeptionellen Thesis. Aus der Argumentation leiten sich folgende Forschungsfragen ab:

- Wie kann die Kammer als fehlender Baustein zur Professionalisierung eine unterstützende Wirkung für die Pflegenden entfalten?

- Wie ist das zu überprüfen?

Quellenlage (Stand Juni 2014)

Aus der Pflegewissenschaft liegt die Dissertation von Kellnhauser (1994): „Krankenpflegekammern und Professionalisierung der Pflege" vor. Sie wurde 2012 neu aufgelegt. Weitere Publikationen basieren auf pflegewissenschaftlichen Qualifikationsarbeiten. Sie beinhalten meist empirische Untersuchungen zur Zustimmung zu Pflegekammern unter den Pflegekräften (Blum und Steigmeier 2012; Spielbauer 2011; Schlie 2013; Stiel 2005). Ihre unveröffentlichte Masterthesis stellten Frau Blum und Herr Steigmeier der Verfasserin zur Verfügung. Darüber hinaus wurden wenige Artikel in Fachzeitschriften publiziert (exempl. Kellnhauser 2009; Skibicki 2006; Stiel 2005; Bechtel 2009; Beraus 2005; Scherrieble-Chauvet 2013). Die Arbeiten ziehen den Vergleich zu ähnlichen Institutionen im Ausland (Großbritannien, Frankreich) und/oder stellen die Wichtigkeit der Errichtung in Deutschland heraus.

Mehr Publikationen wurden mit Fokus auf verwaltungsrechtlichen und gesundheitspolitischen Komponenten erstellt. Hanika und Roßbruch veröffentlichten einige Artikel (exempl. Hanika 2006, 2010b, 2012; Roßbruch 2013). Eine gesundheitsökonomische Bachelorthesis wurde publiziert (Böhm 2013). Die aktuellste Monografie „Die Pflegekammer–verwaltungspolitische Sinnhaftigkeit und rechtliche Grenzen" (Martini 2014) vertritt einen durchaus kritischen Standpunkt gegenüber der Errichtung der Pflegekammer. Aufgrund der aufgezeigten Grenzen und Gefahren ist sie als beachtenswert einzuordnen.

Zu rechtlichen Umsetzbarkeit der Verkammerung liegen mehrere Gutachten vor. Daneben gibt es diverse Stellungnahmen unterschiedlichster Personen, welchen eher nicht der Rang wissenschaftlichen Arbeiten gebührt. Die Literatur zu verschiedensten Sparten des allgemeinen Kammerrechts ist für die Arbeit nicht relevant.

Ganz aktuell veröffentlichten Fachzeitschriften Artikel zur Gründung der Pflegekammer in Rheinland-Pfalz (Kirsten 2014b) und zum Entwicklungsstand in den anderen Bundesländern (Kirsten 2014a). Dabei handelt es sich auch um Beiträge von oder Interviews mit den Mitgliedern der GK (Weidner 2014; Teigeler 2014, Kirsten 2014a, 2014b).

Diverse Veröffentlichungen sind in Newslettern und auf Internetseiten erschienen. Im Internet finden sich die Projektberichte zur Abstimmung in Rheinland-Pfalz (Weidner et al. 2013), der Befragungen in Niedersachsen (Infratest dimap 2013), Schleswig-Holstein (Schmidt und Schneekloth 2013a), Bayern (Schmidt und Schneekloth 2013b) und Hamburg (Freie und Hansestadt Hamburg, Behörde für Gesundheit und Verbraucherschutz 2014).

Fachliteratur, die sich mit der Kammergründung als Bestandteil des pflegerischen Professionalisierungsprozesses befasst und gleichzeitig die Passgenauigkeit für die Pflege in den Blick nimmt, liegt nicht vor.

Die Forschungsfrage ist deshalb nicht linear zu beantworten. Es braucht vielmehr den Einbezug unterschiedlicher Perspektiven. Literaturbasiert werden die professionsrelevanten spezifischen Aspekte der Pflege Schritt für Schritt aufgefächert und bzgl. der Tragweite für die Kammergründung analysiert. Dabei werden ganz unterschiedliche Perspektiven beleuchtet. Gründend auf den theoretischen Vorannahmen bringt die Thesis die Schwerpunkte Charakteristika der Pflege, Stand des Professionalisierungsprozesses der Pflege und Perspektiven der Stakeholder der LPFK sternförmig mit der aktuellen Entwicklung der Pflegekammer zusammen. So kann eine Zusammenschau der Aspekte, die die Publikationen je einzeln beleuchten und deren Ergebnisse bisher nur nebeneinander stehen, erreicht werden. Die Arbeit stützt sich auf diverse Quellen. Den Schwerpunkt bilden Publikationen zur Professionalisierung aus der deutschsprachigen Pflegewissenschaft. Deren Fokus ist nicht die Pflegekammer, als Baustein zur Professionalisierung sie wird jedoch erwähnt.

Die Ergebnisse aus der Analyse der verschiedenen Perspektiven werden abschließend gebündelt. Sie fließen in Empfehlungen für den Errichtungsprozess der LPFK zusammen.

Ziel ist, in den Strukturen und Prozessen der LPFK das Spezielle der Profession Pflege aufzunehmen und diese Perspektive zentral zu stellen. Das Desiderat lautet, auf die Umsetzung der Ziele in der LPFK zu dringen und sie nach außen für die Pflegefachkräfte und die Öffentlichkeit gleichermaßen sichtbar zu machen.

3 Theoretischer Zugang: Politikfeldanalyse

Die Überprüfung der professionstheoretischen Strömungen auf ihre Tauglichkeit als theoretischer Rahmen ergab, dass sie wichtig für die Pflege sind und die Rezeption in der pflegefachlichen Literatur eine Art Standard ist. Für den Errichtungsprozess der LPFK bieten sie Hinweise, sind aber als theoretischer Analyserahmen nicht hinreichend (s. Kap. 4.1).

Da die Errichtung der LPFK ein politisches Anliegen ist, war es naheliegender, die Fragestellung mittels der Politikfeldanalyse, einem neueren Konzept aus der Politikwissenschaft, zu beantworten. Die Politikfeldanalyse hat zum Ziel, „den unfruchtbaren Dualismus zwischen Theorie und Praxis durch eine Wirklichkeitsorientierung zu überwinden" (Blum und Schubert 2009, S. 21). Hier setzt die Thesis an: Die in der Theorie als gut für die Pflege angesehene Kammererrichtung soll sich für die pflegerischen Praxis als Vorteil entwickeln. Darum ist die Orientierung an der pflegerischen Wirklichkeit unabdingbar.

Kapitel 3.1 gibt einen Überblick über die Faktoren, die bei der Veranschaulichung politischer Entwicklungen eine Rolle spielen können und stellt den Bezug zur LPFK her. Das heuristische Modell des Policy Cycles (Kap. 3.2) ermöglicht die prozessorale Abbildung des langen Weges bis zur LPFK, des aktuellen Standes der politischen Entwicklung in RLP und der Zukunftsperspektive. Durch das Kategorisieren anhand des Cycles werden die Lücken und das Potenzial aus Perspektive der Pflege sichtbar. Das Modell *Colemans Badewanne* integriert die vielfältigen Kontextvariablen, die zu beachten sind (Kap. 3.3).

3.1 Politikfeldanalyse: Veranschaulichung politischer Entwicklung

Im Rahmen der Professionalisierungsbestrebungen der Pflege in Deutschland fordern die Berufsverbände die Selbstverwaltung als berufspolitisches Anliegen. Eine Selbstverwaltung muss der Staat durch eine politische Aktivität ermöglichen. RLP befindet sich 2014 mitten in dem politischen Prozess der Errichtung der LPFK als Organ der Selbstverwaltung. Dies geschieht durch eine staatliche Maßnahme (Policy). Die Definition lautet: „Eine Policy umfasst die verbindliche Festlegung bewerteter Handlungsoperationen oder Strategien, um bestimmte Ziele zu erreichen bzw. Probleme zu lösen" (Schneider und Janning 2006, S. 17). Dass die Politik auf das Anliegen der Pflegeverbände reagiert, ist ein Zeichen dafür, dass sie die Notwendigkeit erkannt hat. Oder einfacher: „Public policy is whatever governments choose to do or not to do" (Dye, zit. n. Kevenhörster 2006, S. 317).

Die Politikfeldanalyse fragt nach den tatsächlichen Ergebnissen der Politik, nach den Ursachen von politischen Entscheidungen und nach deren Wirkungen (vgl. ebd.). Zu analysieren sind die konkreten Inhalte der Politik, mit denen sie auf die aktuelle Situation der Pflege im Politikfeld der Gesundheitspolitik reagiert (vgl. Blum und Schubert 2009, S. 15). Politik muss sich an der Durchsetzungsfähigkeit in der Realität messen lassen (vgl. ebd., S. 19ff). Abschließend wird zu beurteilen sein, ob die Policy die ursprüngliche Absicht erreicht hat und welche Abweichungen und nicht intendierten Effekte entstanden sind.

Warum gerade jetzt? ist dabei ein relevanter Analysefaktor. Die Gründe, warum die LPFK jetzt in RLP errichtet wird, sind zu finden. Es soll nicht nur eine theoretische Analyse sein, zentral ist der praktische Nutzen des Erkenntnisgewinns.

Die philosophischen Wurzeln dieses Ansatzes liegen im Pragmatismus und im Pluralismus. Der Pragmatismus orientiert sich an den Folgen menschlichen Handelns, er rückt die praktischen und inhaltlichen Folgen des politischen Handelns in den Mittelpunkt (vgl. Blum und Schubert 2009, S. 17). Der Pluralismus sieht die Wirklichkeit als im positiven Sinne unübersehbare Vielfalt. Die Orientierung erfolgt am Individuum. Die Politik muss sich am jeweiligen Individuum oder der Gruppe von speziellen Individuen bewähren (hier der Pflege). Das Individuum ist aufgefordert, bei der Gestaltung mitzuwirken. Appelliert wird an die persönliche Bereitschaft zur Verantwortung für Andere (ebd., S. 18f).

Mead entwickelte aus diesen Ausgangspunkten den Ansatz der Intersubjektivität. Grundlage der Intersubjektivität ist das Gebunden sein des Individuums in der Gesellschaft. Somit ist individuelles Handeln immer soziales Handeln. Eine Handlung kann nach Mead nie rein rational sein. Soziales Handeln ist vorteilhafter für die Gesellschaft (vgl. ebd.)

Diese amerikanischen Strömungen haben das Potenzial, die Top-down-Perspektive der Normgeber MSAGD/Landesregierung RLP mit der Bottom-up-Perspektive zu verbinden und so Politik nicht an den Normadressaten, den Pflegekräften, vorbei zu machen. Deshalb ist es so wichtig, das Spezielle der Pflege offenzulegen. Die deskriptive Politikfeldanalyse geht retrospektiv vor, der prospektive Ansatz dient der praktischen Beratung (ebd., S. 49). Die Thesis tut methodisch beides. Sie analysiert das Politikfeld anhand von Dokumenten, interpretiert diese mit Blick auf die Pflege und generiert daraus Empfehlungen für die Pflegekammer. Forschungstheoretisch handelt es sich um eine Fallstudie. Es geht um den Fall *Errichtung der LPFK in RLP*. Ziel ist, die Normgeber auf für sie „überraschende Abweichungen vom Erwarteten aufmerksam zu machen" (Blum und Schubert 2009, S. 50).

Die Umsetzung von politischen Handlungsoperationen oder Strategien erfolgen in Form von Policy-Programmen. Das können Gesetze, Pläne, Projekte oder verwaltungsinterne Anweisungen sein (vgl. Schneider und Janning 2006, S.

30). Im Fall der LPFK gab es mehrere Politik-Programmteile. Der erste war die Abstimmung über die Errichtung der Kammer (s. Kap. 6.3.3), der zweite ist die gerade stattfindende Novellierung des Heilberufsgesetzes (s. Kap. 7). Zeitgleich arbeitet als dritter Teil die *Gründungskonferenz zur Errichtung einer Pflegekammer*, welche als Projekt des Landes berufen wurde. (s. Kap. 2).

Politische Programme unterscheiden drei Typen: *Distributive Programme* lassen bestimmten Gruppen Leistungen zukommen, z. B. das Elterngeld. *Redistributive Programme* fordern Leistungen von bestimmten Gruppen, um sie anderen zukommen zu lassen, z. B. in Form von Steuern (vgl. Kevenhörster 2006, S. 328). Als dritte Variante legen *regulatorische Programme* Rahmenbedingungen fest, um bestimmtes Verhalten zu formen (vgl. ebd.). Ein Sonderfall dieses Typs sind *selbstregulierende Programme*, die den Handlungsrahmen für die Zielgruppe erweitern (vgl. ebd.). Diesem Typus ist das Selbstverwaltungsorgan LPFK zuzuordnen, denn durch die LPFK wird die Pflege in die Lage versetzt, ihre beruflichen Angelegenheiten selbstbestimmt statt fremdbestimmt zu regeln.

Politische Akteure

Politische Akteure können Einzelpersonen, beispielsweise ein Minister sein. Hinter solchen individuellen Personen stehen meist handelnde Einheiten, als komplexe Akteure z. B. Ministerien. Zur Differenzierung unterteilt man komplexe Akteure in zwei Gruppen, beide bündeln die Interessen der Einzelnen zum gemeinsamen Benefit (vgl. Blum und Schubert 2009, S. 52). Kollektive Akteure sind Zusammenschlüsse zur Erreichung gemeinsamer Ziele in Kooperation (vgl. ebd.). Die Gründungskonferenz ist so ein lockerer Zusammenschluss. Die Mitarbeit ist ehrenamtlich. Nach Projektende geht sie wieder auseinander. Ein weiteres Beispiel sind Berufsverbände. Auch hier ist die Zusammenarbeit freiwillig und zielgerichtet: Die Mitglieder können jederzeit ohne bedeutende persönliche Konsequenzen austreten. Die Pflegekammer hingegen gehört zur zweiten Kategorie der korporativen Akteure. Solche Akteure legen Ressourcen zusammen, es entsteht eine neue, feste Handlungseinheit, die einen herausragenden Rechtsstatus innehat (z. B. Körperschaft des öffentlichen Rechts). Die Mitgliedschaft kann nicht aufgegeben werden, sie ist verbindlich. Dies macht den Unterschied zwischen Berufsverband und Kammer aus.

Im Politikfeld tummeln sich viele weitere komplexe Akteure: kollektive Akteure sind beispielsweise Selbsthilfegruppen von Pflegebedürftigen, Gewerkschaften und Zusammenschlüsse von Berufsverbänden wie der Dachverband der Pflegeberufe in RLP (DPO) und der Verband der deutschen privaten Pflegeanbieter (dpa). Korporatistische Akteure sind z.B. die anderen Heilberufskammern, die Kranken- und Pflegekassen und die Landtagsfraktionen.

Allen Akteuren gemeinsam ist, dass sie versuchen, ihren Einfluss geltend zu machen, um ihre Interessen und Ziele durchzusetzen und ihre präferierten Lösungen zu erreichen (vgl. ebd., S. 54). Dabei sind die individuellen Kriterien zur jeweils besten Lösung nicht standardisierbar und oft nicht transparent. Es können traditionelle Gründe, wie z. B. materielle Interessen, oder ideelle Werte und persönliche Überzeugungen den Ausschlag geben.

Policy- Netzwerk

Bei der Implementierung der Policy-Programme ist die wissenschaftliche Analyse der verschiedenen Perspektiven relevant. Auf der einen Seite stehen die Durchführungsinstanzen, z. B. Behörden und Verbände, wie das MSAGD für die Sozialpolitik (s. Kap. 6.1). Auf der anderen Seite stehen die Programmadressaten (vgl. Schneider und Janning 2006, S. 30), das sind die Pflegeempfänger (s. Kap. 6.2) und die Pflegefachkräfte (s. Kap. 6.3). Das Policy-Netzwerk beschreibt das Zusammenwirken der verschiedenen Akteure und Institutionen bei der Planung und Umsetzung, die Politikarena die Konflikt- und Konsensprozesse. „Die Arena ist der Kampfplatz der Interessen, auf dem die „Gladiatoren" von Politik und Verbänden aufeinander treffen" (Kevenhörster 2008, S. 335). Pluralität lässt Umsetzungsprobleme der Policies auftauchen. Von großer Relevanz für die Politikfeldanalyse sind die Beziehungsarten zwischen den politischen Akteuren: Agieren sie auf Augenhöhe oder asymmetrisch miteinander? Ist die Beziehung dauerhaft und freiwillig? Wie ist die Art der Einflussnahme und wie groß ist der tatsächliche Einfluss auf die Policy? (vgl. Blum und Schubert 2009, S. 59ff). Eine solche Arena ist die Gründungskonferenz. Dort geht es recht zivilisiert zu, das Klima ist von guter Zusammenarbeit im Sinne der Pflege geprägt.

Policy-Prozesse sind durch symbiotische Wechselbeziehungen gekennzeichnet, die gegenseitige Vorteile generieren sollen. Gemeinsame Überzeugungen und Ideologien halten Netzwerke zusammen (ebd., S. 63). Bei sehr dauerhaften politischen Netzwerken besteht die Gefahr, dass sie sich gegenüber anderen Ansichten abschotten und politische Alternativen nur schwer vermittelbar sind. Dies kann „mangelnde politische Antwortbereitschaft und fehlende Sensibilität gegenüber sozioökonomischen Entwicklungen" (ebd., S. 61) zur Folge haben. Die medizinische Dominanz im Gesundheitswesen bringt solche Resultate.

Die hohe Bedeutung von Netzwerken ist der deutschen Politik bewusst. Man trägt dem Rechnung, indem betroffene Individuen oder Interessensgruppen vor Beginn des Regierungshandelns konsultiert werden (s. Kap. 6.3.3). Gesetzentwürfe diskutiert man schon in der Entstehungsphase mit den Interessensgruppen. Das MSAGD greift zur Ausarbeitung auf das Praxiswissen der Betroffenen zurück. Als Beispiel dafür stehen die GK und die erweiterte Anhörung zum Gesetzentwurf des HeilBG (s. Kap. 7.2).

Institutionen

Als Komponente sind auch die an der Policy beteiligten politischen Institutionen relevant. Das sind die Durchführungsinstanzen MSAGD und Landtag (s. o.). „Funktional betrachtet können Institutionen als auf Dauer gestellte Problemlösungen bezeichnet werden" (Blum und Schubert 2009, S. 68). Sie schaffen Stabilität und definieren Regelsysteme für allgemeinverbindliche Entscheidungen. Ihrer Wirkungsweise ist eine Absicht zu unterstellen.

Ein nicht zu unterschätzender Faktor sind die handelnden Akteure in politischen Institutionen. So ist die *Philosophie* von Ministerien vom leitenden Minister abhängig. Arbeitsweise und Prioritätensetzungen von ministerialen Abteilungen sind jedoch auf die handelnden Personen zurückführbar (vgl. ebd., S. 68f). Das hat direkte Auswirkungen auf Policy-Prozesse, die Verteilung von Ressourcen und auf Zugangsmöglichkeiten von Personen, Themen und Problemen zu Politikfeldern. Politische Institutionen regeln Rechte und Pflichten, sind identitäts- und sinnstiftend für Länder und schaffen „die physischen, kognitiven und moralischen Bedingungen für politisches Handeln" (van Waarden 2009: 296 zit. n. Blum und Schubert 2009, S. 69). In der Routine der Arbeitsabläufe bildet sich dabei eine gewisse Pfadabhängigkeit aus, d.h. neue Ideen sind schwer durchsetzbar. Eine radikale Umkehr von Althergebrachtem ist in Deutschland unüblich (vgl. ebd., S. 71f). Vetospieler vereiteln zusätzlich neue Ansätze, es kann zum Reformstau kommen (vgl. Schneider und Janning 2006, S. 30). Typisches Beispiel dafür ist das deutsche Gesundheitssystem: Ein eingetretener Pfad ist, das medizinische Urteil zentral zu stellen (s. Kap. 4.2.1) und die Pflege nachzuordnen (s. Kap. 4.2.2).

Mehrebenensystem

Eine letze anzureißende Herausforderung ist das Mehrebenensystem des deutschen Gesundheitswesens. Die Regelungsbefugnisse liegen z.T. auf Bundes-, z.T. auf Landesebene. Die Pflegeausbildung ist bundeseinheitlich geregelt, die Curricula sind Ländersache, das SGB XI ist bundesweit verbindlich, der für die stationären Altenpflegeeinrichtungen relevante Personalschlüssel unterliegt dem Landesrecht. Die Errichtung einer LPFK ist in Landesbefugnis. Sie wird primär nur Einfluss auf die Landesgesetzgebung haben, erst eine Bundespflegekammer erweitert diese Perspektive.

3.2 Policy Cycle: Instrument zur Analyse der Kammererrichtung

Zur Beschreibung des politischen Errichtungsprozesses der LPFK und zur Annäherung an die Probleme bietet sich als heuristischer Orientierungsrahmen der

Policy Cycle aus der Politikfeldanalyse an. Ähnliche Prozesszyklen zur Problemlösung sind aus der Managementlehre bekannt. Unverkennbar sind Parallelen zum Pflegeprozess. Das Phasenmodell zeigt die typischen Stadien auf, die ein Policy-Programm durchläuft (vgl. Blum und Schubert 2009, S. 102).

„Am Anfang steht häufig ein spezifisches politisches Problem oder Defizite, die auf einem (bestehenden) Politikfeld ausgemacht werden" (Blum und Schubert 2009, S. 102). Das Politikfeld ist die Gesundheitspolitik, exakter der Unterbereich der Pflegepolitik. „Politische oder gesellschaftliche Akteure suchen dann – ihren jeweiligen Interessen entsprechend – das Problem zu thematisieren und auf der politischen Agenda zu verankern" (ebd.). Die Situation der Pflege wurde durch den DPO als Dachorganisation der Berufsverbände der Pflege in RLP immer wieder thematisiert und die LPFK als Lösung gefordert. „Um das Problem lösen zu können, müssen daraufhin Policies formuliert, also konkrete Programme und Steuerungsinstrumente entwickelt werden" (ebd.). Es geschieht über die Phase der Novelle des HeilBG, angefangen mit der Entwurfserstellung über die Einbringung in den Landtag bis hin zur Verabschiedung und dem Inkrafttreten (s. Kap. 7). Das Inkrafttreten ist gleichzeitig der Übergang zur Implementierung der LPFK als neuer politischer Instanz (s. Kap. 8). Es empfiehlt sich, die gewählte Policy zu evaluieren, um ergebnisbasiert entweder mit politische Neuformulierungen nach zu justieren oder den Politiksetzungsprozess abzuschließen (vgl. ebd.) (s. Kap. 9). Abbildung 1 zeigt den Policy Cycle (entnommen bei Blum & Schubert 2009, S. 102).

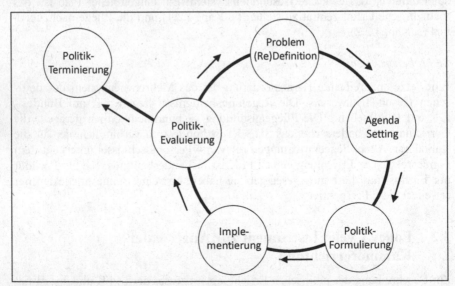

Abbildung 1:   Policy Cycle

Anhand des Phasenmodells lässt sich der Weg bis zur Errichtung der Pflegekammer in Rheinland-Pfalz gut nachzeichnen. Der Prozess der Kammererrichtung ist so zu beschreiben und im Sinne der Umsetzungsforschung von Gesetzen
und anderen politischen Maßnahmen zu evaluieren. Um eine Evaluation durchführen zu können, sind zu Beginn des Prozesses klare Ziele zu definieren. Die
Thesis definiert Ziele aus der pflegewissenschaftlichen Perspektive (s. Kap. 8.2).
In der heuristischen Logik laufen die Phasen nacheinander ab, in Wirklichkeit
sind die Grenzen der einzelnen Phasen häufig fließend und können durchaus
auch parallel stattfinden (vgl. Blum und Schubert 2009, S. 105). Trotzdem hilft
das Modell, den Stand der Entwicklung und die Lücken transparent zu machen.

Kapitel 2.3 befasst sich mit Kontexten, die je nach Perspektive als Variablen auf politische Prozesse einwirken und stellt die Konsequenzen dar.

3.3 Colemans Badewanne: Modell zur Perspektiven-Integration

Neben der Beschreibung der Phasen der Errichtung der Pflegekammer anhand
des Policy Cycles arbeitet die Thesis die relevanten Spezifika der Profession
Pflege heraus. Über die reine Abfolge des Implementierungsprozesses der Policy
LPFK hinaus sind außerstaatliche Bedingungen relevant, die an der spezifischen
Akteurskonstellation festzumachen sind (vgl. Schneider und Janning 2006, S.
30).

Die Errichtung der LPFK ist ein soziales Phänomen, das über eine Makro-
und Mikroebene verfügt (vgl. Plümper 2008, S. 34). Die Makroebene bildet der
Policy Cycle ab, das gesellschaftliche Problem der pflegerischen Versorgung soll
über die Errichtung der Pflegekammer gelöst werden. Für eine erfolgreiche Lösung ist der Analysefokus auf die Kontextstrukturen der Akteure zu richten.
Motivation, Historie, Handlungsoptionen, Machtgefälle, Interaktion etc. spielen
entscheidende Rollen (vgl. ebd.; Schneider und Janning 2006, S. 30f). All die
Kontextvariablen finden bei der Erklärung eines Policy Prozesses Beachtung.
Die Variablen wirken auf die Mikroebene ein (Mikrofundierung) und führen zu
Interaktionen und Entscheidungen. Diese wiederum aggregieren eine Wirkung
auf der Makroebene und haben so unmittelbar Einfluss auf die Policy. Durch die
Kombinationsstrategie der verschiedenen Kontextvariablen erreicht man einen
systemischen Ansatz, der den Erklärungszusammenhang für das Verhalten und
die Entscheidungen der betroffenen Akteure verdeutlicht (vgl. Schneider und
Janning 2006, S. 37). Colemans Badewanne (entnommen bei Schneider & Janning 2006, S. 39) in der Abbildung 2 auf der folgenden Seite visualisiert dies.

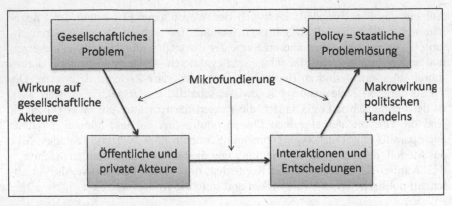

Abbildung 2:   Colemans Badewanne

Durch das Zusammenbringen der strukturellen und der akteurszentrierten Perspektive der Pflege auf der Mikroebene und der Integration in das Prozessmodell des Policy Cycle auf der Makroebene entsteht eine vollständige Theorie zur Beschreibung der Errichtung der LPFK aus Perspektive des Akteurs Pflege.

Die wirkenden Kontextvariablen sind die professionstheoretischen Aspekte der Pflege (s. Kap. 4.1), die historisch gewachsenen Charakteristika der Pflege (s. Kap. 4.2), die politische Repräsentanz der Pflege in Gewerkschaften und Berufsverbänden. Die Variablen bilden die Problemdefinition des Policy Cycles. Als Zwischenstand folgt die Erhebung der aktuellen Umsetzung der Professionalisierung der Pflege anhand der Bausteine gesellschaftlicher Zentralwert, universelles Wissen und Berufsethik (s. Kap. 5), die neben der Pflegekammer zu Professionsattributen gehören (s. Kap. 4.1). Die nächste Variable erweitert um die pflegerelevanten Perspektiven der Stakeholder der LPFK: Die Sozialpolitik, die Pflegeempfänger und die Pflegepraktiker (s. Kap. 6).

Alle Variablen aggregieren eine Makrowirkung auf die LPFK. Deshalb finden sie Berücksichtigung in der Definition der Ziele der LPFK aus der Perspektive der Pflegefachkräfte. Die Ziele sind später in der Qualitätskontrolle als Ergebnisqualität evaluierbar.

Die Thesis leistet folglich eine Politikfeldanalyse aus der Perspektive der Profession Pflege, indem sie in jeder Stufe des Policy Cycles deren Ziele und Erwartungen benennt und umsetzbar macht. Die Limitation ist eben dieser Blickwinkel, die Arbeit gibt nicht genug Raum zur Analyse des kompletten Politikfeldes. Dies wäre sicher ein wertvolles Desiderat, auch um die Zahl der nicht intendierten Effekte der LPFK abschätzen und verringern zu können.

4 Problemdefinition: Der lange Weg der Professionalisierung

Die Gründung einer Pflegekammer ist ein Baustein zur Professionalisierung der Pflege. Die Pflege in Deutschland befindet sich schon lange auf diesem Weg. Das Kapitel gibt einen Überblick über die Problematiken und bildet so die Problemdefinition als ersten Schritt des Policy Cycles ab. Es ist somit als Basiskapitel einzuordnen.

Die Analyse der Kontextvariablen beginnt mit der professionstheoretischen Perspektive (Kap. 4.1). Zur Begriffsbestimmung bedarf es der Definition und Abgrenzung der genutzten Begriffe, wobei sowohl berufssoziologische als auch professionssoziologische Aspekte relevant sind. Kapitel 4.1.1 arbeitet den jeweiligen Ansatzpunkt im Professionalisierungsprozess der Pflege heraus. Dabei werden erste Lücken sichtbar. Kapitel 4.1.2 stellt die unterschiedlichen professionstheoretischen Strömungen der Pflege vor und schätzt deren jeweilige Bedeutung ein. Zusammenführend wird in Kapitel 4.1.3 eine Integration im Bezug zur Relevanz für die Kammergründung unternommen.

Kapitel 4.2 zeigt professionsspezifische Charakteristika der deutschen Pflege auf. Die Darstellung der historischen Entwicklung der Pflege ist ohne den engen Bezug zur Entwicklung der Ärzteschaft unvollständig (Kap. 4.2.1). Erläutert werden die historischen Wurzeln der Pflege als christliche Liebestätigkeit (Kap. 4.2.2), die Entwicklung der Berufsverbände und die gewerkschaftlich vorangetriebene Verberuflichung der Pflege (Kap. 4.2.3).

Die Problemdefinition schließt mit der Debatte um die Selbstverwaltung als fehlender Baustein zur Professionalisierung (Kap. 4.3). Der Fokus verengt sich auf die berufspolitische Perspektive. Einem Überblick über die Kammerdiskussion seit den 1980er Jahren (Kap. 4.3.1) folgen die Darlegung der politischen Dimension der Kammererrichtung (Kap. 4.3.2) und das Aufzeigen der Argumente der Kammergegner (Kap. 4.3.3).

4.1 Professionstheoretische Perspektive

Seit Beginn der Professionalisierung der Pflege werden Professionstheorien rezipiert. Sie bilden die erste Kontextvariable der Analyse. Mittlerweile haben die Theorien Eingang in die Lehrbücher der Pflege gefunden. Dort lässt sich die einfache Formel zum Erkennen einer Profession finden: Eine Profession ist ein

„besondere(n)r Beruf, der zentrale Werte der Gesellschaft vertritt und Aufgaben erfüllt, die für den Fortbestand der Gesellschaft notwendig sind. Für die Ausübung wird ein besonderes Maß an wissenschaftlich gewonnenen Fachwissen benötigt" (Menche und Asmussen-Clausen 2009, S. 33).

Zur Professionalisierung braucht es demnach drei zentrale Bausteine: Erstens den gesellschaftlichen Zentralwert, zweitens die Akademisierung des Berufes und drittens die berufliche Selbstverwaltung. Bei oberflächlicher Betrachtung des aktuellen Entwicklungsstandes gelangt man durchaus zu der Annahme, die Professionalisierung der Pflege in Deutschland sei bereits zu zwei Dritteln abgeschlossen: Die Pflege steht für den gesellschaftlichen Zentralwert Gesundheit ein und genießt ein empirisch belegtes (vgl. Weidner 1995, S. 63), hohes gesellschaftliches Ansehen. Überdies gibt es mittlerweile viele Studiengänge im Bereich der Pflege. Durch die Errichtung der LPFK hätte die Pflege in RLP nach der Kategorisierung den Status der Profession erreicht. Doch so einfach ist es nicht, die Gründe sind vielfältig.

Die Pflege ist keine Einheit, es handelt sich vielmehr um eine horizontal stark ausdifferenzierte Berufsgruppe mit unterschiedlichsten Arbeitsfeldern in der Krankenpflege, Psychiatrie, Kinderkrankenpflege, ambulanten und stationären Alten- und Langzeitpflege mit jeweils zunehmender Spezialisierungstendenz (vgl. Spicker 2001, S. 10). Es erscheint schwierig, die Pflege mit einer einzigen Professionstheorie zu beschreiben. Die Literatur ist von „divergierenden Professionalisierungsverständnissen und Vorstellungen bestimmt" (Albers 2000, zit. n. (Bögemann-Großheim 2004, S. 100). Auswirkungen auf die zugrundegelegte Theorie hat dabei die jeweilige Perspektive der Autoren. Das könnte ein Grund für die Fülle von professionstheoretischen Strömungen in der Pflege sein, die nebeneinander stehen und je nach unterschiedlicher Zielsetzung Verwendung finden. Dies wird schon bei der Anwendung der Begriffe deutlich, sie bildet die erste Hürde, die Kapitel 4.2.1 klärt.

4.1.1   Arbeit, Beruf, Profession: Definition und Relation

Bereits 1997 stellten Arets u.a. fest, „dass ‚Professionalisierung' der in den letzten 15 Jahren meistgebrauchte Begriff in der berufspolitischen Debatte um die Pflege" (Bollinger et al. 2005; S. 9) ist. Somit dauert die Beschäftigung damit in der berufspolitischen und pflegewissenschaftlichen Szene seit über 30 Jahren an. Bei der Sichtung der Literatur bietet sich kein einheitliches Bild zur Nutzung der Bezeichnungen Arbeit, Beruf, Professionalisierung, Profession und Professionalität. Es ist der undifferenzierte Gebrauch im Pflegediskurs, der von der persönlichen Intention bestimmt ist, zu bescheinigen (vgl. Krampe 2009, S. 64). Als Ausgangspunkt der Analyse sind deshalb die Definition der Begriffe und deren Relation zueinander nötig. Im zweiten Schritt erfolgt eine erste Lagebestimmung der Pflege.

Die Pflege ist unter Zuhilfenahme zweier, nahe beieinander liegender Felder der Arbeitssoziologie zu betrachten, der Berufssoziologie und der Professionssoziologie (vgl. Demszky von der Hagen, Alma und Voß 2010, S. 769) Zwischen beiden Unterdisziplinen gibt es Schnittmengen und Übergänge.

Die Berufssoziologie ist für die Pflege von hoher Relevanz, weil sie sich eignet, den Ist-Zustand abzubilden. Die Mehrzahl der Pflegefachkräfte verfügt über eine Qualifikation des Niveaus Beruf. Es erfolgt aber keine einheitliche Berufsausbildung, sondern drei verschiedene Ausprägungen: Krankenpflege, Kinderkrankenpflege und Altenpflege.

Ein Beruf ist „ein Tätigkeitsbereich mit spezifischen Orientierungen, Wertungen und Zielvorstellungen" (Schwarz 2009, S. 39–40). Berufsinhaber verfügen über eine relativ sichere, dauerhafte Versorgungs- und Erwerbschance (vgl. Schwarz 2009, S. 40; Demszky von der Hagen, Alma und Voß 2010, S. 751). Im sozialen Gefüge von Gesellschaften stellt der Beruf das zentrale Attribut dar, er ist „nach wie vor einer der entscheidenden Mechanismen gesellschaftlicher Integration und Verortung von Menschen, mit oft starker normativer Aufladung" (Demszky von der Hagen, Alma und Voß 2010, S. 1). Berufe bilden eine grundlegende soziale Ordnung. Die Differenzierungen nach gesellschaftlicher Funktion und Status erzeugen Ungleichheiten, vor allem anerkannte Professionen genießen Privilegien (vgl. ebd.). Die Entwicklung der Berufe ist stark historischen und kulturellen Kontexten unterworfen, die zu erheblichen nationalen Unterschieden führen können (vgl. ebd.).

Hartmann hat die Begriffe Arbeit, Beruf und Profession voneinander abgegrenzt und ein Modell zur Einordnung entwickelt. Er versteht den „Beruf als eine besondere Art von Arbeit" (Hartmann 1972, S. 37), die von nichtberuflicher Arbeit abgehoben ist. Professionen sind von nichtprofessionellen Berufen abgehoben. Der Beruf ist eine typische Kombination von bestimmten Leistungen, Fertigkeiten und Arbeitsverrichtungen. Es treffen besondere Attribute der Arbeit zusammen (vgl. Hartmann 1972, S. 37). Aus vielen einfachen Arbeitsabläufen haben sich im Laufe der Zeit ausdifferenzierte Berufe entwickelt. Den Prozess nennt er *Verberuflichung*. Innerhalb der Berufe gab und gibt es ständig Weiterentwicklungen: Aus einfachen Berufen entwickeln sich gehobene Berufe, die *Professionen* genannt werden. Der zugehörige Prozess ist die Professionalisierung, sie „bezeichnet also einen Prozess, in dem sich ein „besonderer Beruf" etabliert" (Schwarz 2009, S. 40). Ausgangspunkt ist die vollständige Verberuflichung, Ziel ist das Erreichen des Status Vollprofession (Bögemann-Großheim 2004, S. 102). Zusammenfassend handelt es sich um eine lineare Entwicklung in Form eines Kontinuums (vgl. Hartmann 1972, S. 37–38), welches in Abbildung 3 (vgl. Hartmann 1972, S. 40ff) dargestellt ist.

Für berufliche Tätigkeiten bedeutet das, sie sind nicht einfach einem der drei Fixpunkte zuzuordnen. Dies würde deren Vielfalt nicht abbilden können. Sie befinden sich vielmehr irgendwo auf dem Kontinuum.

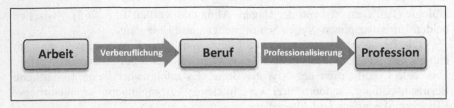

Abbildung 3:   Kontinuum der beruflichen Entwicklung

Zur genaueren Spezifizierung sind zwei Dimensionen zurate zu ziehen. Zum einen die *funktionale Dimension*, sie umfasst Fertigkeiten, Leistungen und Wissen. Zum anderen sind die soziale Bedeutung und die Prestige- und Einflussstruktur in der Gesellschaft (vgl. Hartmann 1972, S. 38) unter die *gesellschaftliche Dimension* zu subsumieren. Die Ausprägung beider Dimensionen steigt im Entwicklungsprozess von Arbeit zum Beruf.

Systematisches Wissen, das übertragbare Muster generiert, dient auf Ebene des Berufes zur Lösung von beruflichen Aufgaben in der direkten Ausführung und zur Bewältigung von Funktionen im Bereich der Leitung und Verwaltung der beruflichen Tätigkeit. Beim Beruf spielt das Erfahrungswissen eine bedeutsame Rolle. Die soziale Orientierung nimmt zu. Die Tätigkeit dient nicht mehr nur der individuellen Bedürfnisbefriedigung, wie sie Arbeit zugeschrieben wird. Die Kenntnis über soziale Komponenten der Gesellschaft, wie z. B. wirtschaftliche Zusammenhänge, werden mit der Tätigkeit verknüpft (vgl. Hartmann 1972, S. 41).

Professionalisierung intensiviert beide Dimensionen. Professionen verfügen über eine besonders starke Systematik des professionellen Wissens und eine ausgesprochene Kollektivitätsorientierung (vgl. ebd.). Wissen als Ausprägung der funktionalen Dimension erfährt eine differenziertere Systematisierung bis zur Ableitung von theoriebasierten Erklärungen. Das ermöglicht den Blick auf kausale Zusammenhänge in der Problemwahrnehmung. Es liefert darüber hinaus die Gründe des Problems und Ansätze zur Problemlösung. Diese Zugangsweise ist unter den Überbegriff *Verwissenschaftlichung* zu fassen. Nach Hartmann „drängt die Professionalisierung zur verstärkten Ausrichtung auf die Gesellschaft" (ebd.). Sie verfügen über „eine Interdependenz von beruflicher Leistung für die Gesellschaft" (ebd., S. 42), die sich sowohl in der Ausbildung der sozialen Dienstgesinnung als auch in taktisch-organisatorischer Einflussnahme äußert.

Beide Entwicklungsstränge sind als Modell zu sehen. Sie laufen bei verschiedenen Berufsgruppen nicht gleich intensiv und nicht unbedingt zeitlich parallel ab. Es ist außerdem darauf hinzuweisen, dass es innerhalb der Berufsentwicklung durchaus gegenläufige Prozesse geben kann, die unter den Begriffen *Berufsauflösung* und *Deprofessionalisierung* zu summieren sind (vgl. ebd., S. 43).

Die Einordnung der Pflege in das Modell gestaltet sich nicht einfach, denn die Pflege ist nicht als Ganzes zu sehen. Dabei stellt neben der schon benannten starken Ausdifferenzierung auf der horizontalen Ebene, die Ausdifferenzierung auf der vertikalen Ebene das größere Problem dar. Die Qualifikationsniveaus der Pflegekräfte unterscheiden sich: Es gibt Pflegefachkräfte, die in unterschiedlichsten Bereichen im direkten Kontakt mit Pflegeempfängern arbeiten. Daneben arbeiten in der direkten Pflege Pflegehilfskräfte mit einjähriger Ausbildung und angelernte Pflegeassistenten ohne Ausbildung: Die Gruppe der beiden letztgenannten stellt in der Altenpflege 50% des Personals. Hierarchisch darüber angesiedelt sind Pflegefachkräfte im Bereich des mittleren Managements wie Stationsleitungen in Kliniken und Wohnbereichsleitungen in der stat. Altenpflege. Pflegedienstleitungen rangieren noch eine Stufe höher. In der Altenpflege stehen darüber die Heimleitungen, die zur Berufsgruppe der Pflegefachkräfte gehören oder einen kaufmännischen Beruf erlernt haben können. Daneben existieren pflegerische Stabsstellen, die meist der Einrichtungsleitung unterstehen. Die Hierarchiestufen verstärken die Diversität von Pflegeberufen und Tätigkeitsfeldern.

Der nächste Schritt ordnet die unterschiedlichen Pflegekräfte im Modell von Hartmann ein. Dabei werden die funktionale Dimension anhand der Ausprägung Wissen/ Qualifikation und die gesellschaftliche Dimension mittels der Ausprägung Dienstgesinnung dargestellt. Die funktionale Dimension ist relativ einfach zu analysieren: Assistenten sind im Bereich Arbeit anzusiedeln, Pflegehilfskräfte im Übergangsbereich zum Beruf, Pflegefachkräfte aufgrund ihrer dreijährigen Berufsausbildung auf Ebene des Berufes. Dort sind die meisten Personen zu verorten, die in der direkten Pflege tätig sind. Die Ansiedlung von Stations- und Wohnbereichsleitung erfolgt auf dem Kontinuum weiter in Richtung zur Profession. Die Tendenz verstärkt sich je nach Art der Qualifikation: Ein Stelleninhaber, der über keine Ausbildung für die Position verfügt, arbeitet eher mit übertragbarem Wissensmustern und bleibt so im Bereich des Berufes. Eine akademisch qualifizierte Person ist dagegen in der Lage, wissenschaftsbasiertes Problemlösungswissen einzusetzen, somit ist sie eher bei der Profession einzuordnen. Dazwischen anzusiedeln sind Personen, die spezielle Weiterbildungen z. B. zur Stationsleitung absolviert haben. Ähnlich verhält es sich mit Heimleitungen und pflegerischen Stabsstellen, auch hier finden sich unterschiedliche formale Qualifikationsniveaus.

In Anforderungsforderungsprofilen für Stellenneubesetzungen ist mittlerweile oft ein akademischer Abschluss gefordert. Die Hypothese lautet, dass es zukünftig mehr Absolventen von pflegerischen Studiengängen die Leitungspositionen und Stabsstellen besetzen werden. Die Verbleibstudie von Pflegeabsolventen der hessischen Pflegestudiengänge (Brieskorn-Zinke et al. 2001) stützt die These. Sie bescheinigt den Verbleib von ca. 90% der Studienteilnehmer in leitenden Positionen. Als Gesamteindruck lässt sich die empirisch zu belegende Hypothese aufstellen, dass sich die funktionale Dimension der Pflege in Richtung Profession entwickeln, dabei die Streuung aber zunehmen wird.

Dienstgesinnung entfaltet sich zwischen den Polen individuelle Bedürfnisbefriedigung und altruistisches Handeln (vgl. Hartmann 1972, S. 47). Diese Dimension ist nicht so einfach zu überprüfen. Mit Pflege verbindet sich indes schon immer ein altruistischer Dienstleistungscharakter, der Ausdruck in der evangelischen *Diakonie* = Dienst am Menschen und der katholischen *Caritas* = Nächstenliebe, Wohltätigkeit findet. Die Professionssoziologie bescheinigte der Pflege bereits 1960 die Gemeinwohlorientierung (vgl. Cassier-Woidasky 2011, S. 165). Ob die Orientierung bei allen vertikalen und horizontalen Ausprägungen gleichermaßen vorhanden ist oder ob es Abstufungen gibt, wäre empirisch zu prüfen.

4.1.2   Professionstheorien: Einordnung der divergenten Strömungen

Professionstheorien betrachten Pflege auf der Makroebene, man könnte sie als Grand Theories bezeichnen. Sie beschäftigen sich mit den Besonderheiten der Professionen als herausgehobene Berufe, versuchen sie zu erklären oder deren historische Entstehung zu beschreiben (vgl. Demszky von der Hagen, Alma und Voß 2010, S. 763). Gegenstand der Professionssoziologie sind vornehmlich akademische Berufe (vgl. Schmeiser 2006, S. 300). Die *Urprofessionen* waren Jurisprudenz, Theologie und Medizin. Aufbauend auf den Beschreibungen des Kapitel 4.1.1 ist die Zuordnung Profession für die Pflege eher auf die Zukunft gerichtet, sie befindet sich momentan im Professionalisierungsprozess.

Die Analyse gestaltet sich kompliziert, „das Feld der Professionstheorien ist nahezu unüberschaubar und uneinheitlich" (Schwarz 2009, S. 39; vgl. Schmeiser 2006, S. 295). Mannigfaltige Begriffe tragen zur Verwirrung bei:

> „Wer will sich noch auskennen zwischen Pro-, Über-, Ent-, De-, Durch-, und Re-Professionalisierung, zwischen Prä-, Para-, Semi-, Halb-, Pseudo-, Schein- und Exprofessionellen" (Terhart 1990, S. 152, zit. n. (Schwarz 2009, S. 41–42).

In pflegewissenschaftlichen Publikationen finden sich ebenfalls diverse Zugänge ganz unterschiedlicher Kategorisierung. Zu attestieren ist ein Ordnungs- und Systematisierungsproblem (vgl. Schmeiser 2006, S. 295). Die Ordnung der Zugänge und Strömungen, um sie bzgl. ihrer Relevanz für den Errichtungsprozess der LPFK einschätzen zu können, war die Herausforderung. Die Einteilung in Merkmalskatalogverfahren, strukturtheoretischer Perspektiven und dem machtheoretische Ansätze von Schmeiser 2006 erschienen hilfreich. Anhand dieser Systematik ist das Kapitel gegliedert. Die Erläuterungen ergänzen die pflegespezifischen Komponenten.

Merkmalskatalogverfahren (oder strukturfunktionalistischer Ansatz)

Professionen sind besondere Berufsformen (s. Kap. 4.1.1), die sich durch bestimmte Merkmale auszeichnen. Schmeiser (vgl. 2006, S. 301) definiert fünf Merkmale: Erstes Merkmal ist das universelle Wissen, hergestellt über eine akademische Ausbildung. Zweites Merkmal ist die exklusive Berechtigung der Funktionsausübung, die staatlich garantiert wird. Diese Garantie kann über eine Verkammerung der Berufsgruppe erfolgen. Als drittes Merkmal ist die Berufsethik zu nennen, die die professionelle Handlung einem strengen Verhaltenskodex unterwirft und so den Schutz der Handlungsempfänger (z. B. Patienten, Klienten) garantieren soll. Zentral ist dabei der Aspekt der Uneigennützigkeit und des Einsatzes des beruflichen Wissens als Dienst am Gemeinwohl ohne Ansehen der Person. In Berufskammern sind diese Berufskodizes hinterlegt, für die LPFK wären sie zeitnah auszuformulieren. Viertes Merkmal ist die Freiheit von Fremdkontrolle durch Berufslaien oder den Staat, die Berufsgruppe selbst kontrolliert den Berufszugang und dessen regelkonforme, qualitativ hochwertige Ausübung. Dafür stehen die eigene Berufsgerichtsbarkeit bei Fehlverhalten der Berufsmitglieder und die Qualitätsgarantie über kontrollierte Fort- und Weiterbildungen. Das Merkmal wird im Kammerwesen der Heilberufe abgebildet. Als fünftes Merkmal ist die Entlohnung zu nennen, die aufgrund der besonderen Sachkompetenz und der Gemeinwohlorientierung entsprechend hoch anzusetzen ist und ein hohes soziales Prestige der Berufsangehörigen mit einschließt. Die Aushandlung ist Aufgabe der Gewerkschaften. Die LPFK kann politisch argumentativ unterstützen, verhandelt aber keine Partikularinteressen, sondern vertritt die Gesamtinteressen der Berufsgruppe Pflege.

Früher trat die Klassifizierung als *Freier Beruf* hinzu, also eines Berufes, der nicht im Angestelltenverhältnis ausgeübt wird. Klassisches Beispiel ist der niedergelassene Arzt. Das Kriterium ist heute nicht mehr haltbar, es verliert an Bedeutung. Trotzdem wird es häufig als Argument gegen die Verkammerungsfähigkeit der Pflege benannt.

Die Merkmale, die sogenannten Professionsattribute, dienen als erster deskriptiver Untersuchungsansatz zur Beschreibung und Zuordnung. Merkmale ermöglichen das Messen des Entwicklungsstandes. Das Nichtvorliegen oder verzögerte Ausbilden einzelner Attribute führt zu Erkenntnissen über die speziellen Eigenheiten des Berufes und zur Bestimmung von Hindernissen im Professionalisierungsprozess. Der Zugang ist nicht überholt, vielmehr macht sich die entscheidende soziologische Fragestellung daran fest „welche Berufe Professionen genannt werden sollten, und welche Kriterien für eine Abgrenzung von den übrigen Berufen dabei entwickelt werden müssen" (vgl. Schmeiser 2006, S. 301).

Die meisten verwendeten Definitionen ähneln sich. Es herrscht aber Uneinigkeit darüber, auf welchen Merkmalen eine Professionstheorie zentral aufbauen sollte. Es entstehen dann Schwierigkeiten, wenn, wie bei der Pflege, nicht alle Attribute zutreffen.

Der Ausweg schien, die Suche nach Professionsattributen als veraltete Checklistensoziologie aufzugeben und stattdessen den Prozess der Professionalisierung zu untersuchen. Das Vorgehen lässt sich in der pflegewissenschaftlichen Literatur nachvollziehen: Kellnhauser legte ihrer Dissertation *Krankenpflegekammern und die Professionalisierung der Pflege* den Merkmalsansatz zugrunde. Sie untersuchte den Stand der professionellen Entwicklung der Pflege und überprüfte die Übertragbarkeit von ausländischen Pflegekammermodellen auf Deutschland. Schon 1994 kam sie zum Ergebnis, dass dies relativ unproblematisch möglich sei. Einschränkend merkte sie an, dass die Errichtung einer Pflegekammer alleine als nur ein Professionsattribut zwar zur Professionalisierung beiträgt, diese aber nicht abschließt (vgl. Kellnhauser 1994, S. 196ff).

Weidner hat sich 1995 in seiner professionstheoretischen Analyse vom Merkmalsmodell abgewandt. Als Begründung zitiert er Oevermann, der die Degeneration der klassischen Professionalisierungstheorien aufgrund des Beharrens auf institutionellen Erscheinungskriterien kritisiert (vgl. Weidner 1995, S. 49). Als Lösung entwickelte Oevermann den handlungsorientierten, prozessoralen Professionalisierungsansatz für die Pädagogik (s.u.). Weidner (vgl. ebd., S. 48) und nach ihm viele andere pflegewissenschaftliche Autoren nutzen ihn für die Pflege (vgl. Arnold 2008, S. 39).

Freidson dagegen lehnt das prozessorale Vorgehen als unbefriedigenden Lösungsversuch ab. Es nütze nichts, den Prozess der Professionalisierung mit Nachdruck zu beschreiben, wenn keine Einigkeit über Ausgangspunkt und Ziel und die sich daraus ergebende Richtung des Prozesses bestehe. Professionsattribute sind erst obsolet, wenn es keine Unterschiede zwischen Professionen und Berufen mehr gibt (vgl. Schmeiser 2006, S. 302).

Strukturtheoretische Perspektive

Strukturtheoretische Ansätze setzen die Professionsmerkmale mit professionellen Prozessen zueinander in Beziehung und gewinnen gehaltvolle Perspektiven. Die Attribute professionelle Autonomie in der Berufsausübung, Freiheit von der sozialen Kontrolle durch Laien oder bürokratische Organisationen werden mit dem besonderen Charakter professionellen Handelns in Beziehung gesetzt (vgl. Schmeiser 2006, S. 303).

Probleme werfen Tätigkeiten auf, bei denen die Anwendung von kompliziertem Fachwissen im Mittelpunkt steht, wie bei der Medizin oder der Rechtswissenschaft. Der Patient/ Klient als Nutzer kann nur schwer zwischen guter und schlechter Arbeit unterscheiden. Dafür gibt es Gründe. Sie liegen im Wissensgefälle zwischen dem Experten (z. B. Arzt) und dem Laien (z. B. Patient), verbunden mit der schwierigen Voraussagbarkeit des Erfolgs der professionellen

Dienstleistung. Für den Nutzer der Dienstleistung steht meist viel auf dem Spiel. Es geht für ihn um existenzielle Dinge wie Krankheit oder rechtliche Schwierigkeiten. Die soziale Handlungsproblematik der Professionen legitimiert zugleich ihren Status als herausgehobener Dienstleistungsberuf.

Der Ursprung dieser professionssoziologischen Denkrichtung liegt bei Parsons Analysen des Arzt-Patient-Verhältnisses von 1951. Die erkrankte Person ist nicht einfach ein Kunde, die „Erkrankung beinhaltet vielmehr eine Situation des Leidens, der Hilflosigkeit oder der Lebensgefahr" (Schmeiser 2006, S. 303), die ein spezifisches emotionales Engagement des Patienten erfordert. Gleichzeitig weist das ärztliche Handeln bedeutende Ungewissheiten im Bezug auf den Erfolg auf. Um der Ungewissheit entgegen zu wirken, nutzt Kontrolle von außen wenig, sie ist kontraproduktiv. Sie könnte zwar eventuelle Fehler aufdecken, die ärztliche Handlungsqualität sänke jedoch bedingt durch die Angst vor Fehlern, weil riskante, aber erfolgversprechende Manöver unterblieben und so eine Weiterentwicklung des professionellen Handelns zugunsten der Gesamtgesellschaft gebremst würde.

Parsons Ansatz erfuhr die Fortentwicklung durch die Arbeiten von Oevermann. Er bezieht sich vorwiegend auf die Professionalisierungsproblematik pädagogischer Berufe (vgl. Oevermann 1997, S. 141ff). Professionalität ist auf der Handlungsebene festzustellen. Zuerst ist die Art des professionellen Handelns der Dienstleister zu klären, um bestimmen zu können, ob die Professionalisierungsbedürftigkeit der Berufsgruppe besteht (vgl. Schmeiser 2006, S. 304). Professionalisierte Dienstleistungen sind „Formen der stellvertretenden Krisenbewältigung durch wissenschaftlich methodisierte Expertise" (ebd.). Dazu gehört der „Bereich der Aufrechterhaltung und Gewährleistung der leiblichen und psychosozialen Integrität" (ebd.).

Diese Einordnung begründet die große Beachtung in den professionstheoretischen Diskursen der Pflege. Berufliches pflegerisches Handeln ist über das Kriterium als qualifiziertes professionelles Handeln einzuordnen und liefert die Legitimation zur Professionalisierung, obwohl der Merkmalskatalog erhebliche Lücken aufweist.

Ein professioneller Handlungskontext entsteht durch die drei Bausteine Handlungswissen, verständigungsorientierte Handlungsorientierung und einer Handlungssituation, die sich durch stellvertretendes Agieren und Fallverstehen auszeichnet (vgl. Weidner 1995, S. 57). Der professionstheoretische Zugang ermöglichte den Brückenschlag zu den Berufspraktikern. Beim Handlungswissen ist deren Erfahrungswissen mit einzubeziehen. Es erfährt die Erweiterung durch systematisiertes theoretisches Wissen (vgl. Arnold 2008, S. 38). Pflege ist demzufolge nicht nur wissenschaftliches Expertentum. Im Mittelpunkt steht das hermeneutische Fallverstehen, das im kommunikativen Prozess ausgehandelt wird (vgl. Weidner 1995, S. 52, 58). Das führt zweifellos zu Widersprüchen (vgl.

Arnold 2008, S. 39). Pflegende müssen mit der situativen Betroffenheit der Pfle-geempfänger umgehen und gleichzeitig in ausreichender analytischer Distanz zu ihnen Entscheidungen treffen (vgl. Weidner 1995, S. 58).

 Stichweh definiert Professionen als Berufe, die mit „der Bewältigung kriti-scher Schwellen und Gefährdungen menschlicher Lebensführung" (Schmeiser 2006, S. 305) befasst sind. Dabei ist den Betroffenen die Kontrolle über die Situ-ation nicht möglich, sie bedürfen der Unterstützung von Experten. Trotz des Vorhandenseins von wissenschaftlichem Expertenwissen des Professionellen ist aufgrund der Überkomplexität solcher Situationen von einem ungewissen Aus-gang auszugehen. Zu kritisieren ist die Ungewissheit, die „zur strukturellen Grundlage der Asymmetrie zwischen Professionellem und Klient" (Stichweh 2005, S. 4) wird und ein signifikantes Potenzial der Beeinflussung der Hand-lungswahl des Klienten darstellt. Der Begriff Vertrauen deutet in dieselbe Rich-tung, er ist eine Folge von Asymmetrie und Ungewissheit (vgl. ebd.). Die abs-trakte Kritik findet Übersetzung ins pflegerische Handeln z. B. bei ethischen Dilemmata zwischen Gewährung von Autonomie und der Pflicht zur Fürsorge.

Machttheoretischer Ansatz und seine Ausweitung durch den Gender Approach

Der machttheoretische Ansatz setzt sich mit den Machtverhältnissen zwischen Professionen und Berufen auseinander. Der Ansatz erfuhr vor allem in der ame-rikanischen Professionssoziologie als Power Approach breite Beachtung.

> „Im machttheoretischen bzw. herrschaftstheoretischen Ansatz stehen die Prozesshaf-tigkeit, die interaktiven Strategien zur Durchsetzung von Professionen und die Ver-schiebung von Einfluss- und Definitionssphären im Mittelpunkt" (Schwarz 2009, S. 46).

Der Power Approach kategorisiert Professionen als „Berufe, denen es gelungen ist, sich Autonomie und ein Monopol auf bestimmte Dienstleistungen zu si-chern" (Schmeiser 2006, S. 306). Daraus generieren sich materielle und immate-rielle Privilegien wie professionelle Selbstkontrolle, professionelle Autonomie, Prestige und Einkommen. Professionen stehen unter dem ideologiekritischen Verdacht, Gemeinwohlorientierung, Dienstideal und Selbstkontrolle dienten lediglich zur Rechtfertigung eines lukrativen Berufsmonopols. G. B. Shaw hat es negativ überspitzt formuliert: „Die Professions sind eine Verschwörung gegen die Laien" (Shaw (zit. n. Schmeiser 2006, S. 306). Die Machtansätze beinhalten basale strukturtheoretische Annahmen sowie reduzierte Vorstellungen des Wis-sensgefälles zwischen professionellen Experten und nutzenden Laien.

 Grundlage des Expertenberufs ist ein Studium, das kompliziertes Fachwis-sen erzeugt. Ein Kritikpunkt des Power Approach ist die Wissensverteilung in moderne Gesellschaften. *Experte* erscheint als soziale Etikettierung von Berufs-angehörigen mit guten Durchsetzungsstrategien sowie der Sicherung des eigenen

Wissens und Abwehrmaßnahmen gegen über anderen Berufen und Laien. Es geht bei Professionellen eher um die „Darstellung der Leistung statt Leistung selbst" (Schmeiser 2006, S. 308). Nutzer bringen den Professionen ein erhebliches Maß an Ambivalenz entgegen. Sie genießen hohes Prestige und sind gleichzeitig Zielscheibe von Feindseligkeiten. Die Ambivalenz resultiert aus dem affektiven Verwickelt-sein der Nutzer in das Problem und der Unsicherheit des Ausgangs (vgl. ebd. S. 309).

Merton sprach der Pflege in den USA schon 1960 den Status der Profession zu (vgl. Arnold 2008, S. 34). Dies drücke sich u.a. in altruistischer Gesinnung, ethischen Standards und Qualität der Dienstleistung aus. Die Gewährleistung obliegt der professionellen Selbstverwaltung (vgl. Arnold 2008, S. 35). Selbstverwaltung generiert sich aus keiner Professionstheorie, sondern daraus, dass es der Profession gelingt, gesellschaftliche Machtverhältnisse zu beeinflussen. Professionelle Autonomie wird nämlich aufgrund politischer und ökonomischer Machtverhältnisse zuerkannt. Bisher stellte die Pflege ein Negativbeispiel dar (vgl. Arnold 2008, S. 35). Den Umschwung könnte die LPFK bringen.

Als besondere Spielart der Machttheorie ist die feministische Perspektive einzuordnen. Hauptkriterium ist die negative Konnotation der zentralen Idee eines kollektiven Ausschlussprojektes gegen Frauen (vgl. Schmeiser 2006, S. 311). Professionen umfassten ursprünglich reine Männerberufe. Sie manifestieren die bürgerliche Polarisierung von Männer- und Frauenarbeitsbereichen (vgl. Krampe 2009, S. 70). Dass heute mehr Frauen Medizin studieren, ändert wenig am Problem. Nur wenige Frauen erreichen aufgrund mannigfaltiger Karrierehindernisse bisher die Position der Chefärztin (vgl. Sewtz 2006, S. 239ff).

Die Pflege verfügt über die meisten der genannten Professionskriterien. Die Herausforderung lautet, den Frauenberuf Pflege aus der ursprünglichen Unterordnung unter die männliche Profession Medizin zu holen und gleichberechtigt auf Augenhöhe zu stellen. Arnold empfiehlt dazu sozialpolitische Prozesse (vgl. Arnold 2008, S. 127f), ein solcher Prozess der Ermöglichung ist die Kammererrichtung.

4.1.3 Professionstheorien: Integration der Strömungen

Als theoretischer Rahmen zur Bearbeitung der Fragestellungen erwiesen sich die professionstheoretischen Strömungen allesamt als ungeeignet, weil sie wenig praktische Relevanz für den Errichtungsprozess der Kammer besitzen. Sie bilden jedoch eine bedeutende Facette der Pflegespezifika ab. Jeder der Theorieansätze ist nötig, aber kein Ansatz alleine ist hinreichend, um das Besondere der Pflege abzubilden. Damit die professionstheoretischen Perspektiven für die Pflegefachkräfte ihre Wirkung entfalten können, sind die antagonistischen professionstheoretischen Strömungen zusammenzubringen. In der Vereinigung kristallisiert sich heraus, warum die Verbindung für die Pflege fruchtbar ist.

Als erstes ist die dominante Folie des freiberuflichen, organisationsautonomen, selbstständigen klassischen männlichen Professionals auszutauschen. Es ist vielmehr festzustellen, dass professionelles Handeln auch in schwach autonomen Arbeitsfeldern möglich ist. (vgl. Schmeiser 2006, S. 312). So erreicht man die Aufhebung des semiprofessionellen Status.

Berücksichtigung sollte die interprofessionelle Konkurrenz zwischen den zwei verwandten Feldern Medizin und Pflege finden. Es geht um die Verteilung der gesundheitsökonomischen Ressourcen. Die Anerkennung der professionellen Leistung der Pflege durch die Öffentlichkeit gehört ebenfalls dazu (vgl. ebd.).

Eine Annäherung an eine pflegespezifische Professionstheorie erfolgt über die Kategorien Bezug zur Kammererrichtung und Unterstützung für Pflegefachkräfte. Das Ziel ist die Verbindung der Konzepte, damit eine Professionalisierung der gesamten Pflege stattfindet und sie wirklich voran bringt. Die erste Ordnung bildet der merkmalorientierte Ansatz. Er entspricht der Denklogik des Errichtungsprozesses der LPFK. Die dazu querliegende Ordnung enthalten die strukturtheoretischen Ansätze, bei denen das professionelle Handeln im Mittelpunkt steht. Der genderperspektivische machttheoretische Ansatz darf als dritte Ordnung nicht vergessen werden. Es ist sicherzustellen, dass die geschlechtsspezifische Ungleichheit (vgl. Krampe 2009, S. 66) nicht als Nachteil in der ersten Kammer eines Frauenberufes einzieht (s. Kap. 5.3.2).

Die Logik von Struktur-, Prozess- und Ergebnisqualität hilft bei der Einordnung der professionstheoretischen Ansätze. Wie aus dem Qualitätsmanagement bekannt, reicht es nicht, eine gute Struktur (Professionsmerkmale) zu haben, die Prozessebene muss über den Ansatz des professionellen Handelns und der Beachtung der Genderperspektive mitgedacht werden. Das Ergebnis der professionstheoretischen Integration sichert die Qualität der Pflegebeziehung über Merkmale und Handlungen gleichermaßen.

Semiprofessionen als Stufe unter den *echten* Professionen werden über den Faktor Abhängigkeit definiert. Je höher die Abhängigkeit, desto mehr semiprofessionell ist ein Beruf. Aber sind die etablierten Professionen wirklich unabhängig oder nur vom Staat gefördert? Unabhängigkeit muss jemand, in dem Fall der Staat, herstellen und sichern. Oder anders gesagt: Autonomie wird immer gewährt, sie generiert sich nicht aus sich selbst.

4.2 Professionscharakteristika: Pflege in Deutschland

Die nächste Kontextvariable bilden die professionsspezifischen Charakteristika der Pflege. Diese generieren sich aus der Historie der Pflege, eng verbunden mit der Professionsentwicklung der Ärzte (Kap. 4.2.1) einerseits und den von christlichen Wertvorstellungen und vom Genderaspekten geprägten Weltanschauungen andererseits (Kap. 4.2.1). Nicht außer Acht zu lassen ist die berufspolitische und gewerkschaftliche Entwicklung und aktuelle Situation in der professionellen Pflege (Kap. 4.2.3). Dieser Abschnitt ist recht breit angelegt, das ist nötig zum Verständnis der Kultur in der Pflege. Pflege ist unterschwellig traditionsverhaftet, ohne dass dies im großen Umfang kommuniziert würde. Trotzdem schwingen viele Ansichten und Handlungsweisen aus der Historie heute noch mit, allerdings sind die Gründe und die Herkunft vielen Pflegekräften selbst nicht klar.

Das Königreich Preußen, auf das sich weite Teile der nachfolgenden historischen Analyse beziehen, ist aus zweierlei Gründen interessant. Erstens war es in der Zeit der Professionalisierung der Ärzte und der Herausbildung der Pflege federführend unter den Ländern des deutschen Kaiserreichs und später der Weimarer Republik. Preußen machte rund zwei Fünftel der Fläche aus. Zweitens geht ein Großteil des heutigen Rheinland-Pfalz auf die Preußischen Rheinprovinzen zurück, d.h. die vorgestellten gesetzlichen Regelungen waren hier wirksam. Die heutige Gesetzgebung hat, zumindest in Teilen, Wurzeln dort.

4.2.1 Exkurs: Professionalisierung der Ärzteschaft

Die historische Entwicklung der Pflege ist eng mit der ärztlichen Professionsentwicklung und mit der daraus resultierenden einseitigen Machtverteilung verknüpft. Im Rahmen der Kammerdiskussion dient die Entwicklung der Ärzteschaft der Pflege häufig als Beispiel. Deshalb ist es erforderlich, sie zu skizzieren. Ziel ist das Hinterfragen der ärztlichen Professionsentwicklung und die Überprüfung der Übertragbarkeit auf die Pflege. Kategorien bilden die Statusentwicklung und der damit zusammenhängende Vorteil des Staates. Der Professionalisierungsprozess der Ärzte setzte zu Beginn des 19. Jh. ein. Am Ende stand das Monopol für medizinische Dienstleistungen, eine wissenschaftliche Ausbildung, ein hoher Sozialstatus und die berufliche Autonomie (vgl. Huerkamp 1985, S. 303). Der Erfolgszug der Naturwissenschaften verändert das ärztliche Wissen und Handeln und damit das Berufsbild (vgl. Eckart 2009, S. 204).

Um 1800 gab es keinen „ausgedehnten Markt für medizinische Dienstleistungen" (Huerkamp 1985, S. 303). Die wenigen akademisch ausgebildete Ärzte rekrutierten sich aus dem Bildungsbürgertum (ebd. S. 60; S. 308). Sie hingen im hohen Grad ökonomisch von den Patienten der kleinen exklusiven Oberschicht-Klientel ab. Die Krankenversorgung lag innerhalb der Familie, Frauen übernahmen die Therapie. Der medizinische Wissensstand der Ärzte hob sich nur unerheblich von dem der Laien ab. Laien redeten deshalb bei der ärztlichen Therapie deutlich mit, was die Ärzte als Kurpfuscherei beklagten.

Ärzte behandelten keine Kranken der Unterschicht. Die konnten es sich schlichtweg nicht leisten. Ihre medizinische Versorgung übernahm die zwölffach größere Gruppe der chirurgisch-handwerklich ausgebildeter Wundärzte und Barbierchirurgen. Sie erfüllten verschiedene, staatlich festgelegte Qualifikationsabstufungen. (vgl. ebd. S. 33ff.). Daneben gab es die Heiler, die keiner staatlichen Ausbildungsverordnung unterstanden. Ihr Therapieangebot umfasste Kräuter, Tees und Salben sowie symbolisch-magische Akte. Diese *Volksärzte* genossen in der Bevölkerung ein weitaus größeres Vertrauen als studierte Ärzte. Es gab keinerlei medizinische Gruppenidentität (vgl. Göckenjan 1985, S. 269).

Die vierte Gruppe der nichtakademischen Heilberufe waren die Hebammen. Auf einen studierten Arzt kamen in 1824 in Preußen sechs Hebammen (vgl. Huerkamp 1985, S. 38). Sie übernahmen medizinische Aufgaben weit über die Betreuung von Geburten hinaus und sicherten die medizinische Versorgung auf dem Lande. Wegen ihres Wissens zur Empfängnisverhütung und zur Abtreibung sahen sie sich Anfeindungen sowohl der Ärzte als auch der Kirche ausgesetzt. Zur Unterbindung wurde schon früh versucht, Hebammen staatlicher und kirchlicher (männlicher) Kontrolle zu unterstellen (vgl. ebd. S. 39).

Die preußischen Medizinalreform von 1852 war der erste, entscheidende Schritt zur Professionalisierung der Ärzte. Die Reform beinhaltete die Abschaffung der unterschiedlichen niederen, handwerklich ausgebildeten Ärztekategorien (vgl. Huerkamp 1985, S. 304) zugunsten der Einführung eines einheitlichen medizinischen Standes (vgl. Göckenjan 1985, S. 268). Dieser keinesfalls aus der mittelalterlichen Ständegesellschaft herrührende, sondern neu geschaffene Stand machte seine sozialpolitische Bedeutung an der Zuständigkeit für die medizinische Versorgung der gesamten Bevölkerung fest (vgl. ebd. S. 269).

Der Kontakt der gemeinen Bevölkerung zu akademisch ausgebildeten Ärzten und die Entstehung des heute bekannten Arzt-Patienten-Verhältnisses entfaltete sich aus verschiedenen Gründen nur langsam. Handwerklich ausgebildete Ärzte existierten weiter, bloß wurden keine neuen mehr ausgebildet. Der Fortschritt der naturwissenschaftlichen Medizin verbunden mit den Erfolgen in der Seuchenbekämpfung wie Pocken, Cholera, Diphtherie stärkte einerseits das Vertrauen der Bevölkerung und band sie andererseits an die Behandlung; sei es durch ärztliche Durchführung staatlicher Hygienevorschriften wie der Pockenschutzimpfung, der armenärztliche Versorgung und der schulärztlichen Untersuchung (vgl. Huerkamp 1985, S. 304). Die mit der Industriealisierung verbundene Landflucht zerstörte gewachsene familiäre und volksmedizinische Versorgungsstrukturen.

Die gesamte Professionalisierung der Ärzte war allein durch „die herausragende Rolle des Staates" (ebd., S. 306) möglich. Die ärztliche Ausbildung fand an staatlich finanzierten und kontrollierten Universitäten statt. Der Staat kontrollierte die Berufszulassung und die Berufsausübung und legte die Vergütung fest. Er unterstützte die Ärzte gegen Kurpfuscherei, durch Bestrafung von nichtapprobiertem ärztlichen Handelns.

Die Ärzteschaft hätte sich gerne von der staatlich auferlegte Pflicht zur unbedingten Hilfeleistung befreit, indem sie den ärztlichen Beruf 1869 zum freien Gewerbe erklären ließ. Jeder konnte den Beruf ausüben, nur der Titel *Arzt* blieb geschützt (vgl. ebd.). Durch den neuen Status entstanden jedoch Nachteile: Es gab wieder Konkurrenz und keine Standeskontrolle. Deshalb regelten die Ärzte schon bald ihre Rechte und Pflichten in einer eigenen Standesordnung. Der Staat erlaubte die Mitwirkung in der Gesundheitspolitik über die Errichtung von Ärztekammern als Interessensvertretungen (1887 in Preußen). Ein ärztliches Ehrengerichtsgesetz bewirkte die Kontrolle der Standesdisziplin durch Berufsangehörige (vgl. ebd. S. 307). Aus Perspektive des Staates dienten die Maßnahmen der Erhaltung der Wehrkraft des jungen Kaiserreiches. Die Freiheit der Profession war von der Existenz des jungen deutschen Staates abgeleitet (vgl. Göckenjan 1985, S. 282).

Eine Einschränkung des errungenen sozialen Status und der professionellen Autorität war durch die ökonomische Abhängigkeit der Ärzte von den Krankenkassen zu befürchten. Das duale Arzt-Patient-Verhältnis weitete sich in eine Dreiecksbeziehung Arzt-Kasse-Patient. Dass es den Ärzten gelang, „den Status eines autonomen professionellen Experten gegenüber den Krankenkassen" (Huerkamp 1985, S. 307f) durchzusetzen, ist der erfolgreichen Organisation in Berufsverbänden zu verdanken. Die Gründung des Leipziger Verbandes 1900, später nach seinem Initiator Hartmannbund genannt (vgl. Eckart 2009, S. 254), ist unmittelbar auf die Angst der Dominanz durch die gesetzlich Krankenkasse zurückzuführen. Straffe Organisation und gewerkschaftsähnlichen Aktionen gegen den (vermeintlichen) Feind Krankenkasse einte die vielfältigen Ärztegruppen und verstärkte das ständisch geprägte Selbstverständnis.

Der Einführung der Krankenversicherung kam eine Schlüsselfunktion für die ärztliche Professionalisierung zu: Sie brachte einerseits einen riesigen Markt durch den gewaltigen Medikalisierungsprozess, verbunden mit der drastischen Beschleunigung der „Akzeptanz des professionellen Experten Arzt in der breiten Bevölkerung" (Huerkamp 1985, S. 308) und provozierte andererseits „einen bis dahin nicht gekannten Rigorismus in der Durchsetzung materieller und standespolitischer Interessen" (ebd.). Die Einführung der Bismarckschen Sozialgesetze 1883-1889 schob die Professionalisierung entscheidend an. Die Definitionsmacht, welcher Arbeiter nach den Vorgaben der Sozialversicherung krank oder invalide war und entsprechende Leistungen beziehen durfte, lag laut Gesetz alleine bei den akademischen Ärzten als Experten. Es entstand das heute noch nachwirkende asymmetrisch-paternalistische Arzt-Patient-Verhältnis, das Machtverhältnis hatte sich umgekehrt. Die soziale Zusammensetzung der ärztlichen Klientel veränderte sich grundlegend und nachhaltig.

Der professionelle Aufstieg der Ärzte gelang bis 1914. Die Überlegenheit der universitären Medizin war gefestigt und die Autonomie der Berufsgruppe gegenüber Staat und Krankenkassen abgesichert, es wurde nach dem ersten Weltkrieg ausgebaut (vgl. ebd. S. 309). Kapitel 4.2.2 nimmt die parallele Entwicklung der Pflege in den Blick.

4.2.2   Entwicklung der Pflege: Liebestätigkeit, Beruf, Profession

Die Entwicklung der Pflege ist nicht von der Professionalisierung der Ärzte zu trennen. Der pflegerische Professionalisierungsweg ist unter diesem Blickwinkel kritisch zu beleuchten. Der Vergleich illustriert, warum die Pflege einen so langen Weg gehen musste. Es wird zu schauen sein, wo die Kammererrichtung Nachbesserung bieten kann. Dabei bilden die Spezifika der Pflege, die sich aus der Historie ergeben eine tragende Rolle.

Die Wurzeln der Krankenpflege liegen im frühchristlichen Leitbild des Liebesdienstes am Nächsten. Sie war Ausdruck der Haltung gegenüber Kranken (vgl. Rieder 1999, S. 19). Das christliche Gebot der Barmherzigkeit setzte den Dienst am hilfsbedürftigen Nächsten als nicht auflösbare Einheit mit dem Dienst an Gott gleich. Gastfreundlichkeit und Hilfe für Schwächere und Kranke waren Tugenden, die das Wort *diakonia* = dienen abbildete.

Im Mittelalter entstanden Klöster, die sich der Pflege Bedürftiger annahmen. (vgl. ebd. S. 22). Nach der Reformation lösten die Klöster sich in den protestantischen Ländern auf. Die evangelische Kirche engagierte sich bis ins 19. Jh. kaum in der Krankenpflege. Die Versorgung von Armen und Kranken organisierten und finanzierten Städte und Gemeinden über das Lohnwartsystem. Die Wärterinnen und Wärter entstammten den unteren Bevölkerungsschichten. Sie fanden in den Hospitälern Kost und Logis.

Als neue Organisationsform entstanden im 18. Jh. die katholischen Pflegeorden der Barmherzigen Schwestern. Die Schwestern lernten im Mutterhaus lesen, schreiben und rechnen und erhielten eine Pflegeausbildung. Danach entsandte man sie zur Pflegearbeit in die überwiegend von Städten verwalteten Hospitäler oder in die private Krankenpflege. Dort bekamen sie Kost und Logis, aber kein Gehalt. Die Schwestern hatten sich an die Weisungen des Stadtphysikus zu halten, der die Aufsicht über die Hospitäler innehatte (vgl. Rieder 1999, S. 23). Für die administrative, disziplinarische und religiöse Betreuung der Schwestern war die Oberin des Mutterhauses zuständig.

In der Zeit entdeckte der Staat seine politische Aufgabe in der Gesundheitsförderung der Bevölkerung. Ziel war die Erhaltung der Arbeitskraft und der Wehrfähigkeit des Volkes. Dies brachte Wohlstand und Macht, wenn auch oft nur für die oberen Bevölkerungsschichten (vgl. Steppe 2000a, S. 85) und diente der äußerer Sicherheit.

Um die gesundheitliche Versorgung der Bevölkerung sicherzustellen, wurden im 19. Jh. die Hospitäler als Auffangort aller Bedürftigen schrittweise zu Krankenhäusern umstrukturiert oder neue Kliniken gebaut. Es fehlte an qualifiziertem Pflegepersonal. Das unqualifizierte, sozial verachtete Wartepersonal wurde als unzureichend abgelehnt, seine Entlohnung möglichst gering gehalten (vgl. Schweikardt 2007, S. 60). Als Verbesserung der Situation schlug man um 1845 eine geregelte, staatlich anerkannte Ausbildung des Wartepersonals an

Krankenpflegeschulen vor. Sie sollten flächendeckend in Hospitäler untergebracht werden. Das hätte nichts weniger als die die Anerkennung der Krankenpflege als Heilberuf bedeutet. Dagegen wehrte sich die Ärzteschaft jedoch vehement und erfolgreich. Zwar gab es hie und da Krankenpflegeschulen, z. B. an der Berliner Charité. Von einer flächendeckenden Ausbildung konnte aber keinesfalls die Rede sein. Insgesamt blieb die pflegerische Versorgung in der ersten Hälfte des 19. Jh. politisch nachrangig, selbst auf Mindeststandards wurde verzichtet (vgl. Schweikardt 2007, S. 57–60).

In diese Lücke stießen die bestehenden katholischen Pflegeorden und die neu gegründete evangelische Mutterhausdiakonie. Die katholische Ordenskrankenpflege profitierte von der bürgerlich karitativen Bewegung. Es entstanden neue Stiftungen und Ordensgründungen. Religiös motivierte Frauen, vorwiegend aus bürgerlichen Schichten, wurden als Ordensfrauen Angehörige der geistigen Genossenschaften. Sie machten sich die Pflege zur Aufgabe und widmeten sich darüber hinaus dem übergeordneten religiösen Auftrag der Mission und der Heiligung des eigenen Lebens in Jungfräulichkeit. Pflegerisches Wissen gaben die Ordensfrauen untereinander weiter. Sie lebten in aufopfernder Hingabe und in starker Bindung an die steil hierarchisch strukturierten Ordenshäuser, die die gleichbleibend hohe Qualität der pflegerischen Versorgung garantierten (vgl. Schweikardt 2007, S. 62f).

Das Ehepaar Fliedner baute in Kaiserswerth ein an das katholische Ordenssystem angelehntes evangelisches Mutterhaussystem auf (vgl. Taubert 1992, S. 49). Frauen sollten ganz im Sinne des altkirchlichen *diakonia* die Krankenpflege als Liebestätigkeit ausführen. Als Rahmenkonzept diente das Bild der bürgerlichen Familie. Fliedner bestand auf der in seiner Zeit üblichen, strikten Unterordnung der Frau. Die Frau hatte die treue Gehilfin des Mannes zur Unterstützung seiner beruflichen Aufgaben zu sein (vgl. ebd., S. 50f). Die Diakonissen nahmen den Status von Töchtern ein, sie waren im Mutterhaus dem Theologen als Vater und der Oberin als Mutter zu bedingungslosem Gehorsam verpflichtet (vgl. ebd., S. 53ff). Eintrittskriterium war wie in den katholischen Orden die religiöse Berufung und nicht die besondere Befähigung zur Krankenpflege; die war Teil der christlichen Lebensgestaltung (vgl. Schweikardt 2008, S. 65). Die Diakonissen genossen eine krankenpflegerische Ausbildung. Gestellungsverträge schloss das Mutterhaus mit den Kliniken ab. Die Oberin entsandte die Diakonissen, tauschte sie aus und berief sie ab, die Schwestern hatten kein Mitspracherecht (vgl. Taubert 1992, S. 54; vgl. Schweikardt 2008, S. 67).

Im Pflegeeinsatz setzte sich die „gottgewollte Ordnung" (vgl. Taubert 1992, S. 61) zwischen Mann und Frau zweifach fort. Erstens in der Zusammenarbeit mit dem Arzt: Schwestern hatten die Vorschriften des Arztes pünktlich und ohne Widerrede zu befolgen, ihm zu berichten und sich ihm gegenüber stets würdevoll zu betragen. Sie durften keine anderen als die vom Arzt verordneten Kuren,

Heilmittel, etc. anwenden und keine Kurpfuscherei betreiben. Das Vertrauen des Patienten in den Arzt hatten sie zu stärken (vgl. ebd., S. 64f). Zweitens hatten sie dem Seelsorger über den Seelenzustand des Patienten zu berichten, ihn bei Bedarf zu rufen und zu unterstützen. Das Dilemma lag im fehlenden eigenständigen Krankenpflegebereich, die Schwester war damit beschäftigt, dem Arzt und Theologen zuzuarbeiten und als Vermittlerin zwischen beiden und Patient zu stehen (vgl. ebd., S. 65f). Die Vermittlerrolle blieb bis heute erhalten.

Die soziale Absicherung war den Schwestern im Mutterhaus sicher. Sie lebten in zölibatären Schwesterngemeinschaften, genossen aber öffentlich Ansehen und Schutz der verheirateten Frau.

Die Zeit nach der Reichseinigung 1871 war geprägt vom Erfolg der christlichen Krankenpflege. Die Situation der weltlichen Wärterinnen und Wärter verschlechterte sich. Mit dem Vorbild der persönlichen und materiellen Anspruchslosigkeit der Nonnen und Diakonissen konnten sie nicht mithalten. „Angehörige der Mutterhausverbände traten nicht als Arbeitnehmer auf und forderten keine entsprechenden tariflichen Rechte oder Schutzbestimmungen" (Schweikardt 2007, S. 67). Der preußische Staat tat nichts zur Etablierung eines qualifizierten Krankenpflegeberufs. Selbst Krisensituationen wie die verheerenden Choleraepidemien dieser Zeit änderten nichts, das Thema kam nicht auf die politische Agenda. Die Tätigkeit der Mutterhäuser kompensierte die Untätigkeit des Staates. Sie enthob ihn der Finanzierungspflicht, die die Einführung der weltlichen Krankenpflege nach sich gezogen hätte.

Die Argumentation lautete, Krankenpflege sei kein Heilberuf und in sofern bestände keine Verpflichtung des Staates. Die Befürwortung der von den christlichen Pflegegenossenschaften proklamierten pflegerischen Charaktereigenschaft des selbstlosen, tugendhaften und unentgeltlich zu leistenden Liebesdienstes als überhöhtes ethisches Ideal, erlaubte dem Staat, sich aus der Affäre zu ziehen. Die Krankenpflege blieb politisches Stiefkind ohne Standesvertretung. Sie war aufgesplittert in die konfessionelle Liebestätigkeit, bei der religiöse und kirchenpolitische Erwägungen im Vordergrund standen, und in ungelernte, verachtete Hilfsarbeit. Auch dies wirkt bis heute nach (vgl. verschlechterte Schweikardt 2008, S. 270).

Die Erkenntnis, dass die gute Versorgung der Soldaten im Kriegsfall für die Wehrfähigkeit von entscheidender Bedeutung war, rückte die Krankenpflege dann wieder in den Fokus. Nach der Gründung des Internationalen Roten Kreuzes 1863 entstanden in Deutschland nationale Rot-Kreuz-Schwesternschaften. Die Vereinsorganisation unter dem Protektorat von Herrscherhäusern war an das konfessionelle Mutterhaussystem angelehnt. Im Zentrum stand der christlichen Dienst am Vaterland (vgl. ebd., S. 273). Das fand Ausdruck in der Kontrolle durch Staatsbeamte und Offiziere, allerdings nicht in einer staatlichen Finanzierung. Die wurde von den Herrscherhäusern geleistet. Aufgefordert zum Eintritt waren bürgerliche gebildete Frauen, nicht das Wartepersonal. Sie wurden für die militärische Verwendung ausgebildet und hatten im Bedarfsfall zur Verfügung zu stehen (Schweikardt 2008, S. 81–89). Zu der oft beschriebenen Entwicklung der Pflege hin zum bürgerlichen Frauenberuf führte es hingegen nicht. Frauen, die nicht aufgrund christlicher Motivation in konfessionelle Mutterhäuser eintraten, kamen, entgegen des Wunsches der Militärs, ebenso wenig aufgrund vaterländischer Motivation in Scharen zum Roten Kreuz (vgl. ebd.). Grund war die niedrig qualifizierte Tätigkeit und das fehlenden Ansehen der Krankenpflege in der Öffentlichkeit und bei der Obrigkeit. Neben der erfolgreichen Medizin führte sie ein Schattendasein. Sie war für die bürgerliche Frau äußerst unattraktiv (vgl. ebd.).

Den bürgerlichen Frauenberuf proklamierte auch der erste deutsche Berufsverband der Pflege B.O.K.D. 1903 unter Agnes Karll (s. Kap. 4.2.3). Nach neueren Forschungen war es jedoch eine Illusion. *Freier bürgerlicher Frauenberuf* traf nur auf eine kleine Elite zu (vgl. ebd.). Der weitaus größere Teil der in der Pflege tätigen Frauen außerhalb der Mutterhäuser war dem Wartepersonal aus der Unterschicht zuzurechnen. Im Mittelpunkt ihrer Bestrebungen stand die Verbesserung ihrer sozialen Lage. Das Wartepersonal erfassten allerdings häufig die Zählungen des Krankenpflegepersonals gar nicht statistisch, sie tauchten nicht auf. Das führte zur Fehlinterpretation *bürgerlicher Frauenberuf*, die Aufnahme in viele Lehrbücher fand.

Die medizinisch-naturwissenschaftliche Entwicklung brachte erste Bewegungen hin zu einem Ausbildungsberuf für Pflegende. Ziel war aber nicht deren Aufwertung und Anerkennung, sondern die Indienstnahme durch die Ärzteschaft. Bedingt durch den enormen medizinischen Fortschritt stiegen die fachlichen Anforderungen an die Pflege, der Bedarf an gut ausgebildetem Personal wuchs ständig. Die fachliche Lücke konnten die konfessionellen Mutterhausverbände nicht mehr ausfüllen, sie standen der wissenschaftlichen Welt fern (vgl. ebd., S. 67).

Einige Mediziner erkannten durchaus die Bedeutung guter Pflege für den Genesungsprozess der Kranken. Sie wollten die wissenschaftliche Krankenpflege als Spezialfach der Medizin etablieren. Dies fand in der Hypurgie-Bewegung der 1890er Jahre Ausdruck. Die Grundlage bildete der vom Arzt Mendelsohn verfasste Ratgeber *Der Comfort des Kranken* für angehende Ärzte. Die Inhalte waren weitestgehend von Florence Nightingales *Notes on Nursing* übernommen, ohne dass je ein Hinweis auf sie erfolgte. Der Pflege wurde die Kompetenz zur Umsetzung komplett abgesprochen, das englische Pflegewissen für die deutsche Ärzteschaft instrumentalisiert (vgl. ebd., S. 278f). Die deutsche Pflege besaß keinerlei Möglichkeit, sich selbst einzubringen. Sie stand einer gut organisierten Ärzteschaft gegenüber, der sie nichts entgegenzusetzen hatte. Die Hypurgie-Bewegung fasste als medizinisches Lehrfach zwar keinen Fuß, bereitete aber das

Feld für die Inanspruchnahme der Pflege als Arzthilfsberuf vor (vgl. ebd., S. 243).

Der preußische Staat wollte die pflegerische Versorgung durch ärztliche Leitung verbessern. Die ärztliche Macht war in kirchlichen Kliniken beschränkt. Die Einführung des staatlichen Krankenpflegeexamens unter Aufsicht der Ärzteschaft ermöglichte einen höchst wirksamen Einfall in das bestehende Machtgefüge. Standespolitisches Ziel die Übernahme der Klinikleitung (vgl. ebd., S. 280) von den Kirchen. Ärzte als Beamte der Exekutive befanden über Struktur und Inhalte der Ausbildung der Pflege zur Normierung des Arzthilfsberufs. Ab 1906 traten die konfessionellen Träger mit in die politische Diskussion ein. Ihre Forderungen weichten die Inhalte des ursprünglichen Entwurfes auf. Übrig blieb als erste deutsche Regelung zur Krankenpflegeausbildung ein fakultatives Examen, das nur die Ausbildungszeit von einem Jahr, nicht aber die zu lehrenden Inhalte bestimmte. 1909 schrieben Ärzte das dazugehörende Lehr- und Prüfungsbuch. Themen, die Anstoß bei den konfessionellen Häusern erregen konnten, wurden weggelassen. So gab es keine Kapitel zu Geschlechtsorganen und Geschlechtskrankheiten, obwohl die Krankheiten weit verbreitet waren (vgl. ebd., S. 260). Im Ergebnis prüften im Pflegeexamen Ärzte die fachlich-medizinischen Inhalte. Die Sozialisation in christlich-ethische Inhalte blieb bei den Mutterhäusern. Das Krankenpflegeexamen setzten die Mutterhausverbände um. Neue Schulgründungen gab es kaum. Der Wärterstand blieb von der Ausbildung ausgeschlossen (vgl. ebd., S. 287).

Die Krankenpflege als Teil des preußischen Medizinalwesens hatte in Deutschland nie die Chance, sich wie in den angloamerikanischen Ländern zu professionalisieren. Die Ärzte bestimmten mit Unterstützung des Staates, was Pflege als Arzthilfsberuf wissen und können muss.

Die geschichtliche Entwicklung der Pflege im 20. Jh. betrachtet Kap. 4.2.3 unter dem Fokus Berufspolitik und Gewerkschaft. Diese Perspektiven eröffnen den Blick auf weitere Spezifika für die professionelle Entwicklung der Pflege.

4.2.3   Gewerkschaftliche und berufsverbandliche Perspektiven

Gewerkschaft und Berufsverbände nehmen beide für sich in Anspruch, die Pflege in Deutschland zu repräsentieren. Beide entstanden um 1900, allerdings weichen die Ziele weit voneinander ab. Gründe dafür sind in der Entstehungsgeschichte, in der jeweiligen Gruppe von Pflegenden, die sie repräsentieren und in der Organisationsphilosophie zu suchen. Das Kapitel stellt den historischen Verlauf beginnend mit den Gewerkschaften vor, gefolgt von einer kurzen Analyse der Situation der Berufsverbände, beginnend mit der Berufsorganisation der Krankenpflegerinnen Deutschlands (B.O.K.D.). Sie war Gründungsmitglied der internationalen Pflegeorganisation ICN. Es folgt die Entwicklung bis in die 1980er Jahre.

Gewerkschaften

Die schlechteste Position innerhalb der Pflege hatte das Wartepersonal inne. Es lebte unter starkem Existenzdruck, es herrschten Hunger, Seuchengefahr und prekäre Arbeitsverhältnisse. Da es sich um keinen anerkannten Beruf handelte, unterstand das Personal der Gesindeordnung, was mit Kost und Logiszwang in den Krankenanstalten einherging. Männlichen Pflegekräften war es kaum möglich, eine Familie zu ernähren. Die Löhne waren sehr niedrig und wurden von der billigeren Konkurrenz der mutterhausorganisierten Schwestern noch unterboten. Es gab Verdrängungsprozesse, weil die Ärzte den Einsatz der billigeren und zugleich qualifizierteren Schwestern begrüßten (vgl. Schweikardt 2008, S. 165). Nach der Revolution 1918 entstand die *Reichssektion Gesundheitswesen* (RG). Sie war die größte Untergruppe in der Gewerkschaft *Verband der Gemeinde- und Staatsarbeiter* und vertrat alle Beschäftigten des Gesundheitswesens. Gewerkschaftlich organisierte Pflege rekrutierte sich aus dem Wartepersonal der unteren Bevölkerungsschichten. Männer waren deutlich stärker vertreten als Frauen. Freie, im B.O.K.D organisierte Schwestern oder Mutterhausschwestern wurden nicht Mitglied (vgl. ebd., S. 18).

Da die Gewerkschaft Mitglieder nicht nach Berufen unterschied und die Wartepflege zudem nicht den Status eines Berufes innehatte, ist bis heute nicht klar, wie viele Menschen insgesamt in der Pflege arbeiteten. Eine Statistik von 1930 benennt zwar 101.268 Krankenpflegepersonen, davon waren 47% Angehörige konfessioneller Krankenpflegeverbände. Zwischen 50% und 60% dieser Personen hatte die staatliche Anerkennung über das fakultative Examen erworben. Wer indes aus dem Bereich des Wartepersonals ohne staatliche Anerkennung in die Statistik einging, bleibt unklar (vgl. ebd., S. 32).

In der Weimarer Republik gelang es der RG, große Erleichterungen für das Wartepersonal durchzusetzen. Die Gesindeordnung, in der die meisten Dienstverträge geregelt waren, wurde aufgehoben (vgl. ebd., S. 20) und die Tarifautonomie eingeführt. Die RG erreichte die Konstruktion der Pflege als Beruf. Sie setzte die Aufnahme ihrer Mitglieder in die allgemeinen Sozialversicherungen durch. Sie kämpfte für eine obligatorische, reichseinheitliche staatliche Anerkennung und Verlängerung der Ausbildungszeit.

Darüber hinaus schlug sie ein einheitliches, generalistisches Ausbildungsmodell zur Einigung der sich bereits zergliedernden Pflege mit anschließender Spezialisierung vor. Es spaltete sich nämlich in der Zeit die Wohlfahrtspflege (die heutige Soziale Arbeit), die Kinderkrankenpflege, die Irrenpflege, die ambulante Krankenpflege, das Rettungswesen, Massage und Gymnastik, sowie die neuentstehenden Funktionsbereiche wie Labor, Hygiene und Röntgen von der Krankenpflege ab. Unter dieser Fragmentierung hat die Pflege noch heute zu leiden.

Das Modell der einjährigen, gemeinsamen Grundausbildung und der anschließenden Spezialisierung hätte der stärker werdenden Zersplitterung der Pflege entgegengewirkt, fand aber keine Umsetzung (vgl. ebd., S. 43f). „Insbesondere die geistliche Krankenpflege wollte 'den folgenschweren Eingriff in die freie Liebesbetätigung'" (Streiter (1924) zit. n. Ley, S. 39) „nicht zulassen" (Ley 2006, S. 39). Die generalistische Ausbildung ist erst in jüngster Zeit, fast 100 Jahre später, wieder ein Thema. Die RG konnte 1921 nur die Verlängerung der Ausbildungszeit auf zwei Jahre durchsetzen (vgl. ebd., S. 39) und dem Wartepersonal ermöglichen, die staatliche Anerkennung abzulegen. In Berlin durften die Absolventinnen den Titel *Schwester* führen. Das Examen blieb bis 1938 fakultativ. Es war nicht reichseinheitlich geregelt (vgl. ebd., S. 37). Trotz großer Anstrengungen wurde dies erst 1957 erreicht.

Auch die RG vertrat die Subordination der Pflege als Arzthilfsberuf unter die Ärzteschaft. Einstellung und Prüfung von Pflegepersonen wurden weiterhin von Ärzten durchgeführt. Die Professionalisierung der Pflege war kein Ziel. Berufliche Selbstverwaltung und damit verbunden das Herausheben aus der Gruppe der anderen, durch die RG vertretenen Berufe, wurden als Standesdünkel diffamiert. „Die bestehenden Ansätze der beruflichen Selbstverwaltung durch die Oberinnen wurden vehement abgelehnt und bekämpft" (Ley 2006, S. 5). Weder für einen höheren Berufsabschluss als Zulassung zum Pflegeberuf, noch für eine Akademisierung trat die RG ein, weil diese Privilegien Arbeiterkindern prinzipiell verwehrt waren. Es hätte der Idee der geeinten Arbeiterklasse widersprochen und widerstrebte deshalb der sozialistischen Grundhaltung der Gewerkschaften.

Die von der RG geforderte Acht-Stunden-Arbeitszeit ließ sich für die Pflege nicht durchsetzen. Stärkste Gegnerinnen kamen aus der Pflege selbst. Ein Acht-Stundentag war für Agnes Karll und die konfessionellen Mutterhäuser mit der berufsethischen Selbstdefinition als dienende christliche Liebestätigkeit unvereinbar (vgl. ebd., S. 47; Schweikardt 2008, S. 165). Die proklamierte tarifliche Gleichheit von Männern und Frauen war ebenfalls nicht durchsetzbar. Frauen in der Pflege verdienten für gleiche Arbeit bis zu 22% weniger (vgl. Ley 2006; S. 47).

Insgesamt ist die Zerstrittenheit zwischen Berufsverband, Mutterhauspflege und Gewerkschaft als das größte Hemmnis für die professionelle Entwicklung der Pflege zu werten. Das hat seine Ursachen in den unterschiedlichen Bevölkerungsgruppen, die die Mutterhäuser und der Berufsverband auf der einen Seite und die RG auf der anderen Seite vertraten. Damit verwoben sind Komponenten des Geschlechterkampfes. Die Probleme strahlten auf die weitere Entwicklung aus und sind heute noch zu spüren. Die ursprünglich vehemente Ablehnung der Errichtung der Pflegekammer in den heutigen Tagen durch ver.di, der Nachfolgeorganisation der RG, lässt Parallelen in der Geschichte und in der sozialistischen Ideologie der Gewerkschaft erkennen (s. Kap. 4.3.3).

Ein aktueller Aspekt, der auf geschichtliche Zusammenhänge zu untersuchen wäre, ist die geringe Mitgliedschaft von Pflegenden in der Gewerkschaft (s. Kap.8.2). Der Beitritt war Mitarbeitenden kirchlicher Häuser über lange Zeit verboten oder zumindest höchst unerwünscht. Auch die Mitgliedschaft in Berufsverbänden ist sehr niedrig zu beziffern (s. ebd.).

Auf die Berufsverbände geht der folgende Abschnitt ein. Er schreibt die Geschichte fort.

Berufsverbände

Am 11. Januar 1903 gründete sich der erste deutsche Berufsverband, die Berufsorganisation der Krankenpflegerinnen Deutschlands (B.O.K.D.) mit 30 Mitgliedern unter dem Vorsitz von Agnes Karll. Die Mitgliederzahl wuchs bis 1914 auf 3377 an (vgl. Schweikardt 2008, S. 159). Der Verein hatte seine Wurzeln in der bürgerlichen Frauenbewegung, die Mitglieder rekrutierten sich aus der Oberschicht. Sie entsprachen dem Ideal der Krankenschwester als bürgerlichen Frauenberufs (s. Kap. 4.2.1). Die Arbeit der B.O.K.D. ist durch die Verbandszeitschrift dokumentiert und war deshalb vergleichsweise leicht zu erforschen. Das könnte das Zerrbild der fehlenden Wahrnehmung des Wartepersonals erklären. Die Quellenlage zu ihnen ist sehr dünn (s.o.).

Ziel der B.O.K.D. waren die Wahrnehmung der eigenen beruflichen Interessen. Sie verfolgte umfassende Professionalisierungsbestrebungen und trat für die dreijährige Ausbildung ein. Zu den herausragenden Leistungen gehörte der Aufbau der ersten Hochschule für Frauen zur Akademisierung der Pflege 1912 in Leipzig. Sie musste 1920 inflationsbedingt schließen (vgl. Schweikardt 2008, S. 162).

Die B.O.K.D.-Schwestern wollten unabhängig vom „knechtischen Joch" (Schmidbaur 2002, S. 61) der konfessionellen und Rotkreuz-Mutterhäuser sein, bauten aber ein sehr ähnliches organisatorisches System auf. Mitglieder konnten nur unverheiratete Schwestern sein. Verheiratete Schwestern schieden aus, sie hatten ihre Arbeitskraft ihrem Mann zu widmen. Eine Oberin stand den Schwestern vor, die sie mittels Gestellungsverträgen an Anstalten vermittelte (vgl. ebd. S. 60) Der Verein unterwarf sich einem strengen Reglement. Bei Regelverstößen drohte der Ausschluss (vgl. ebd., S. 63).

Es war die ideale Zeit zur Entwicklung des Berufs für bürgerliche Frauen.

> „Als berufsethischer Rahmen wurden die Prinzipien christlicher, unentgeltlicher Pflege auch auf den weltlichen Bereich übertragen, die weitestgehend den bürgerlichen weiblichen Sittlichkeitsnormen entsprachen. Alle angeblich den Frauen angeborenen Eigenschaften wie Selbstaufgabe, Dienen, Opfertum und Nächstenliebe wurden gleichgesetzt mit beruflichen Anforderungen an die Pflege" (Steppe 2000a, S. 78).

Schwester sein bedeutete auch für die freien Schwestern gebildete, unverheiratete, unbescholtene, in der Öffentlichkeit arbeitende Pflegerinnen zu sein, die dienen über verdienen stellten und bereit waren, gegen geringen Lohn große Arbeitsleistung zu erbringen (vgl. Schmidbaur 2002, S. 60).

Bisher standen Schwestern, die die Mutterhäuser verlassen hatten, im Konkurrenzkampf mit dem Wärterstand. Nun bot der freie Berufsverband Schutz (vgl. ebd., S. 61f). Schwesterntracht und Lazaruskreuz waren sichtbares Zeichen der Abgrenzung zu den sogenannten *wilden* Schwestern des Wärterstands.

Es bildete sich die Interessenvertretung einer Elite. Sie erhob den Anspruch, Fachexpertin für den ganzen Krankenpflegestand zu sein und wollte die Regelung und Weiterentwicklung der Pflege nicht Berufsfremden überlassen (vgl. Schweikardt 2008, S. 159). Es zeigen sich erstaunliche Parallelen zu den Ansprüchen, die heute mit der Kammergründung verbunden werden. So wundert es nicht, dass Agnes Karll schon 1906 eine Pflegekammer diskutierte (vgl. Bechtel 2009, S. 1; vgl. Stiel 2005, S. 74). Sie kämpfte für die Registrierung der Schwestern wie in den USA und England (vgl. Schmidbaur 2002, S. 96).

Insgesamt war der Verband politisch schwach. Bündnispartnerin war die bürgerliche Frauenbewegung. Die B.O.K.D. war in keinem politischen Entscheidungsgremium vertreten. Die persönliche Einflussnahme auf Politiker, das Einreichen von Stellungnahmen und die Publikationen in der Verbandszeitschrift errangen geringe politische Aufmerksamkeit, die nur selten von Erfolg gekrönt war (vgl. Schweikardt 2008, S. 165).

Durch die enge Anlehnung an die Mutterhausverbände grenzten sich die Schwestern von der Konkurrenz des Wartepersonals ab, grenzten diese jedoch gleichermaßen von der beruflichen Entwicklung der Pflege aus (vgl. Schmidbaur 2002 S. 95). Zu ihnen bestand eine unüberbrückbare Kluft, die sich in nicht enden wollenden Querelen mit der Gewerkschaft zeigte.

In der Zeit des Nationalsozialismus wurden sowohl die Gewerkschaften als auch die Berufsverbände verboten. Aufgrund der Unverzichtbarkeit der Arbeitsleistung der Pflegekräfte aus konfessionellen Mutterhäusern und dem gefürchteten Zerwürfnis mit den Kirchen wurde die Auflösung der Verbände bis nach dem *Endsieg* vertagt. Die Ausbildung des eigenen pflegerischen Wissenskorpus stagnierte. Pflegekräfte hatte sich den Ärzten wieder bedingungslos unterzuordnen (vgl. ebd., S. 141). Die Charaktereigenschaften einer Schwester und damit verbundenen Normen und ethischen Werte wie Gehorsam, Aufopferung und Dienen wurden beibehalten und in erschreckender Kontinuität in den Dienst am Volk, das Opfer für Deutschland, den Gehorsam gegenüber dem Führer umgemünzt (vgl. Steppe 2000a, S. 80; Schweikardt 2008, S. 293). 1938 gab es erstmals ein einheitliches Krankenpflegegesetz für ganz Deutschland. Dessen Niveau lag mit einer einjährigen Ausbildung unter dem des fakultativen Examens von 1921. Es galt, rasch kriegstaugliches Personal zu erzeugen. Eine Neuauflage ergänzte das alte Lehrbuch von 1907 um rasseideologische Inhalte (vgl. Schweikardt 2008, S. 294). Nach dem Krieg galt es mit Ausnahme dieser Kapitel weiter.

Nach Kriegsende wurde „das Professionalisierungsprojekt Krankenpflege wieder aufgenommen" (Schmidbaur 2002, S. 180), der B.O.K.D. gründete sich als *Agnes Karll Verband* neu. Die Bedingungen für Pflegeberufe hatten sich stark verändert, die Trennung in Schwestern und Wärterstand war nicht mehr so deutlich nachvollziehbar.

Die Mutterhauskrankenpflege erstarkte erneut, musste sich aber seit Ende der 50er Jahre mit mangelndem Nachwuchs auseinandersetzen. Trotzdem verloren die kirchlichen Verbände nicht an Einfluss. Sie intervenierten weiter erfolgreich gegen die Professionalisierung der Pflege. So konnten sie die von der US-Besatzungsmacht angestrebte Akademisierung durch den Aufbau eines Studiengangs in Heidelberg verhindern und zu Beginn der 1980er Jahre den Modellstudiengang an der Freien Universität Berlin unterlaufen. Auch die Beibehaltung der Sonderstellung der Pflegeausbildung im Krankenpflegegesetz von 1985 geht auf ihr Konto (vgl. Krampe 2009, S. 39): Die konfessionellen Pflegeorganisationen verhinderten den gesetzlichen Schutz der Berufsausübung. Dauer und Eingangsvoraussetzungen zur Pflegeausbildung wurden weiter auf geringem Niveau festgeschrieben. Auszubildende wurden in den Kliniken kaserniert. Das Modell hat bis heute Bestand und generiert nach wie vor billige Arbeitskräfte (vgl. Schmidbaur 2002, S. 180f).

Die Pflege in Deutschland entwickelte sich schwerpunktmäßig zur Krankenhauspflege mit geringer Berufsautonomie. Die inhaltlichen Konzepte wurden modernisiert. Aus *ich dien* wurde das *Helfen*. Der Kern des beruflichen Selbstverständnisses lag in der Grundpflege und in sozialen Aufgaben wie der Krankenbeobachtung (vgl. Schmidbaur 2002, S. 180f).

Das Berufszölibat fiel, die familienorientierte Teilzeitarbeit hielt Einzug. Man stärkte das Interesse von Männern am Krankenpflegeberuf. Sie fanden Aufnahme in die Verbände. Die Verbindung des Berufsverbandes zum ICN konnte nach dem Krieg erfolgreich wiederhergestellt werden. Die dortige Vorstellung zum Berufsbild Pflege orientiert am Konzept Care (Pflege und Fürsorge) fand dagegen keine Aufnahme in die Ausbildungsinhalte.

Die Pflege emanzipierte sich langsam von der Medizin, sie gewann mehr Selbstbewusstsein und mehr Selbstbestimmung im pflegerischen Berufsalltag (vgl. Steppe 2000, S. 82). Eigenständigkeit der Pflege definierte sich als Widerstand zur Profession Medizin. Dies löste die Frauenberufsidee ab. Die Pflege grenzte sich von der zunehmenden Technisierung der Medizin ab, weil die Limitationen deutlich wurden. Das medizinische Modell wird der Komplexität der Pflegebeziehung nicht gerecht. (vgl. ebd.).

Pflegende begreifen sich seit Beginn der 1980er Jahre nicht mehr als Dienerinnen des Arztes. Das war die radikalste historische Änderung. Die Einsicht

setzt sich erst allmählich durch (vgl. ebd.) und hat bis heute noch nicht alle erreicht, weder innerhalb der Berufsgruppe, noch in Politik und Gesellschaft.

Die Professionsentwicklung ab den 1980er Jahren ist Inhalt der Kapitel 4.3
und 5.

4.3   Selbstverwaltung: Fehlender Baustein zur Professionalisierung

Die Pflege verfügt über eine lange berufsverbandliche Geschichte. Ein Berufsverband ist durchaus ein Organ der beruflichen Selbstverwaltung. Er setzt sich je
nach Ausrichtung für grundlegende oder spezielle berufspolitische Themen ein.
Die Verbandsarbeit möchte möglichst gute Rahmenbedingungen für die Pflegenden erzielen. Das Ziel der Professionalisierungsbestrebungen liegt nicht in
erster Linie nur beim Zugewinn von Macht und Ansehen. Es geht vielmehr um
eine gerechtere Verteilung der ökonomischen Ressourcen, die zur Qualität in der
professionellen Pflegebeziehung beitragen und die Sicherstellung der hochwertigen pflegerischen Versorgung ermöglichen.

Die berufsverbandliche Bilanz der politischen Einflussnahme und Wirk-
samkeit im Sinne einer Selbstverwaltung ist bisher beschränkt. Das hängt nicht
zuletzt mit dem geringen Organisationsgrad zusammen (s. Kap. 9.2). Deshalb
fordern die Berufsverbände seit den 1980ern die Errichtung einer Pflegekammer
(Kap. 4.3.1). Sie ist das einzige gesetzlich legitimierte Modell der beruflichen
Selbstverwaltung in Deutschland (vgl. Roßbruch 2001, S. 5). Nur über sie gelingt es, effektiv politischen Einfluss auf die Entscheidungen zu nehmen, die die
Pflege betreffen (Kap. 4.3.2). Das diese Einflussnahme eine Verschiebung im
Machtgefüge des deutschen Gesundheitswesens nach sich zieht, ist den Kam-
mergegnern bewusst. Es begründet wohl die Kritik an der Kammererrichtung.
Kapitel 4.3.3 benennt die Argumente der Gegner und setzt Erklärungen der Zu-
sammenhänge dagegen.

4.3.1   Pflegekammer: Diskussion seit Ende der 1980er Jahre

Agnes Karll war 1906 die erste, die die Selbstverwaltung forderte (vgl. Bechtel
2009, S. 1)(s. Kap. 4.2.3). Seit Beginn der Debatte um die Professionalisierung
der Pflege über die Akademisierung in den 80er Jahren steht die Selbstverwaltung wieder auf der Agenda. Sie findet in den meisten Publikationen zur Akademisierung der Pflege als erforderliches Merkmal zur Professionalisierung zumindest Erwähnung (vgl. exemplarisch Bögemann-Großheim 2004; Robert
Bosch Stiftung 1992; Krampe 2009). Dabei haftet dem Thema tendenziell der
Nimbus einer Zukunftsperspektive an.

In vielen Staaten weltweit bestehen berufsständische Selbstverwaltungen der Pflege, z. T. mit langer Tradition, wie in den USA. In Europa bestehen in Island, Finnland, Norwegen, Schweden, Dänemark, Irland, Großbritannien, Belgien, Frankreich, Portugal, Spanien, Italien, Malta, Zypern, Ungarn, Slowakei und Polen Organe der Selbstverwaltung. Allen gemeinsam ist ein Organisationsgrad der Pflegefachkräfte bis zu 95%, die Einbindung in politische Entscheidungen, die gesicherte Finanzausstattung und definierte eigenverantwortliche Tätigkeitsbereiche (vgl. Blum und Steigmeier 2012, S. 15).

1990 konstituierte sich in München der erste *Förderkreis zur Gründung einer Pflegekammer*. Ihm folgten viele weitere in fast allen deutschen Bundesländern (Niehus 2014). 1995 gründete sich ein *Runder Tisch*, 1997 ging daraus die *Nationale Konferenz zur Errichtung von Pflegekammern in Deutschland* hervor. Dem Zusammenschluss gehören 15 Fördervereine, Berufsverbände, Fachverbände, die Arbeitsgemeinschaft der deutschen Schwesternschaften und Pflegeorganisationen (AGD) sowie einige natürliche Personen an. Alle Initiativen stehen für die Sicherstellung der pflegerischen Versorgung.

Eine Kammer ermöglicht der Pflege, selbstbestimmt statt fremdbestimmt zu agieren (vgl. Hanika 2013, S. 8). Sie bedeutet die Emanzipation weg vom Arzthilfsberuf hin zum eigenständigen Heilberuf. Die Selbstverwaltung der Ärzte dient der Pflege als Beleg für deren Macht im Vergleich zur eigenen Ohnmacht. Sie verbindet mit der Etablierung der Kammer nach ärztlichem Vorbild die Schaffung des Forums, das einheitlich nach außen wirkt und die Zuschreibung professioneller Kompetenz ermöglicht (vgl. Piechotta 2000, S. 58f).

Die sporadischen politischen Initiativen seit 1990 verliefen bisher im Sande (Bechtel 2009, S. 1). Rheinland-Pfalz setzt die Idee nun um. Die Möglichkeiten der politischen Mitwirkung im deutschen Gesundheitssystem zeigt Kapitel 4.3.2 auf.

4.3.2 Selbstverwaltung: Politische Dimension

Die Bundesrepublik Deutschland ist als konservativer Wohlfahrtsstaat konzipiert, in dem die Erwerbsarbeit den zentralen Bezugspunkt bildet (vgl. Rosenbrock und Gerlinger 2006, S. 32f). Im korporatistischen Gesundheitssystem delegiert der Staat seine Weisungskompetenz an die selbstverwalteten Institutionen und Verbände (vgl. Krampe 2009, S. 31). Eine begrenzte Zahl staatlich zugelassener Verbände steht dabei in Konkurrenz. Für den Staat sind die Verwaltungsaufgaben so geringer, die Fachkompetenz der Akteure ist bei der Steuerung wirkungsvoll einsetzbar (vgl. Blum und Steigmeier 2012, S. 15).

Die Fähigkeit der Verbände zur politischen Umsetzung ihrer Interessen und die Konfliktfähigkeit ist abhängig von der jeweiligen Interessendefinition, der Anzahl der Verbandsmitglieder, der Effektivität der Organisationsstruktur, den

Geldmitteln und ob der Verband eine Monopolstellung innehat oder mit anderen konkurriert (vgl. Lösche 2007, S. 127).

Die agierenden Verbände und Institutionen im Gesundheitswesen unterscheiden sich durch ihre Funktionen voneinander. Jeder Verband repräsentiert eine gewisse Exklusivität (vgl. Blum und Steigmeier 2012, S. 12). Dabei entsteht die Gefahr der Zementierung der jeweiligen Haltung. Nur die Gruppen, die am

> „korporatistischen Prozess beteiligt sind (haben) eine Chance…ihre Sichtweise darzu-
> legen und dadurch Einwirkungsmöglichkeiten auf die Politik haben. Alle anderen
> Gruppen, die nicht organisiert oder konfliktfähig sind, werden aus dem politischen
> Prozess systematisch ausgegrenzt" (ebd. S. 13).

Einige Gruppen, beispielsweise die gesetzlichen Krankenkassen, sind Körperschaften des öffentlichen Rechtes, die Mitglieder sind zwangsorganisiert.

In der deutschen Pflege liegt eine mannigfaltige Verbandslandschaft vor. Sie umfasst eine fast unüberschaubare Zahl von Berufsverbänden und Fachgesellschaften auf der einen Seite und die konfessionellen Verbände auf der anderen Seite (s. Kap. 4.2.3). Die konfessionellen Verbände als Träger der Einrichtungen der freien Wohlfahrtsverbände sind starke Player im exklusiven korporatistischen Prozess. Sie sind mit ihren 12 Trägerverbänden Mitglied der Deutschen Krankenhausgesellschaft DKG. Sie wiederum hat einen Sitz im *Gemeinsamen Bundesausschuss* (g-ba) inne. Der g-ba verteilt die Ressourcen der gesetzlichen Krankenversicherung (SGB V).

Freilich sind die Träger keine Selbstverwaltung der Pflegekräfte. Vielmehr repräsentieren sie ist die Arbeitgeberseite, welche ggfs. im Sinne ihrer Angestellten argumentieren kann. Dies ist jedoch keinesfalls sicher; viele andere, meist ökonomische Interessenlagen, sind für ihre Entscheidungen relevant.

Im Prinzip wiederholt sich das Mutterhausprinzip auf einer ganz anderen, nämlich der politischen Ebene. Die Gruppe der Berufsverbände versucht eine Umsetzung des Selbstverwaltungsgedankens, sie repräsentieren die Belange des Berufsstandes. Allerdings werden sie bis heute im exklusiven Reigen der korporatistischen Verbände und Institutionen, die maßgeblich im Gesundheitswesen Politik gestalten, nicht gehört. Noch sind sie aus diesem „Elitekartell" (Blum und Steigmeier, S. 27) ausgeschlossen. Die Pflegefachkraft entscheidet im Gesundheitssystem bisher im Mikrobereich, d.h. im direkten Kontakt mit Pflegeempfängern oder in Angelegenheiten, die sie direkt betreffen. Die LPFK ermöglicht das Ausdehnen der Entscheidungsspielräume auf die Mesoebene.

Dort agieren nämlich die korporatistischen Verbände und Institutionen. Sie füllen die Rahmenvorgaben der Gesundheitsgesetzgebung durch die Makroebene *Staat und Ministerien* mit Inhalt. Dabei sind sie viel mehr als Erfüllungsgehilfen des Staates. Sie haben eigenständige Bedeutung, weil sie die Steuerungsversuche *von oben* kanalisieren und ggfs. unterlaufen können. Außerdem sind sie in der Lage, ihre Themen auf die politische Agenda zu setzen und Interpretationen der

Probleme und Lösungsvorschlage gründend auf dem eigene Expertenstatus bereitzustellen. So gelingt ihnen der Einfluss *von unten* (vgl. Rosenbrock und Gerlinger 2006, S. 14f).

Ein eindrucksvolles Beispiel zur Umsetzung bietet der aktuelle Tätigkeitsbericht der Bundesärztekammer. Alleine das Kapitel *Die ärztliche Sichtweise in die Politik einbringen* umfasst 20% des Berichtes. Nachfolgend wird diese Marschroute in der Broschüre in unterschiedlichen Themenfeldern vertieft (vgl. Bundesärztekammer 2014).

Derzeit vertritt der 1998 gegründete Deutsche Pflegerat e.V. (DPR) als Zusammenschluss 16 pflegerischer Berufsverbände aus allen Lagern die Pflege in Deutschland politisch (vgl. DPR 2014). Der DPR gehört einzelnen Institutionen zur Qualitätssicherung im Krankenhaus an. Darüber erhoffte er sich eine wachsende politische Bedeutung (vgl. Krampe 2009, S. 34f). Das funktionierte nur rudimentär. Der DPR kann bei Entscheidungsprozessen geladen werden, es besteht allerdings kein Rechtsanspruch, was bemängelt wird (vgl. ebd. S. 35).

Die Gründung der LPFK als Körperschaft des öffentlichen Rechtes hält jetzt die Eintrittskarte für die Pflege bereit. Sie wird das staatlich legitimierte Monopol der Vertretung der pflegerischen Expertise innehaben, die das Land gleichermaßen einfordert. Die politischen Möglichkeiten liegen für die LPFK auf Landesebene in ganz naher Zukunft, spätestens 2016 nimmt sie die Arbeit auf (s. Kap. 8). Auf Bundesebene braucht es etwas mehr Geduld. Es müssten mindestens zwei LPFKs bestehen, bis sich die Bundespflegekammer als privatrechtliche Körperschaft gründen könnte. Deren Einfluss wäre selbstredend umso größer, je mehr Länder sich zum Aufbau einer LPFK entschlössen und beitreten würden.

4.3.3 Pflegekammer: „Unnützes Bürokratiemonster"?

Eine Neuerung wie die Pflegekammer, die mannigfaltige Auswirkungen nach sich zieht, hat nicht nur Befürworter. Kammergegner sind breit gestreut.

Die Berufsverbände agierten über lange Zeit uneinheitlich. Kammern waren z.T. als Konkurrenz gefürchtet. In RLP geniest die Kammeridee beim Dachverband der Pflegeberufe (DPO) schon lange Zustimmung. Die Berufsverbände sprachen sich schließlich unter der Federführung des DPR wegen der fehlenden Repräsentanz in den Entscheidungsgremien (s. Kap. 4.3.2) bundesweit für Pflegekammern aus.

Die Gewerkschaft *ver.di* bekämpfte die Kammerinitiative in RLP vehement. Während der Abstimmung in RLP (s. Kap. 6.3.3) und bei den Befragungen in anderen Bundesländern startete sie Gegenkampagnen. Ver.di war der Meinung, Kammern seien undemokratische Relikte, die Zwangsmitgliedschaft sei nicht legitim und Mitgliedsbeiträge würden Pflegekräfte finanziell überfordern (vgl. ver.di Landesbezirk Bayern 2013). Gemeinsam mit den Arbeitgeberverbänden

Deutsches Rotes Kreuz, *Arbeitgeberverband Pflege*, *Diakonie Bayern* und *Paritätischer Wohlfahrtsverband Bayern* erklärte sie im Vorfeld der Befragung in Bayern 2013, dass eine Kammererrichtung „die Attraktivität des Pflegeberufes schwächen, kein besseres Image für den Bereich der Pflege mit sich bringen und Pflegerinnen und Pflegern keinen Mehrwert bieten" (Niedermaier 2013; News des Tages - bibliomedmanager.de) würde.

Das Institut für Kammerrecht e.V. widerlegt jedes der Argumente. Es schätzt die Lage folgendermaßen ein: „Offenbar hat die Gewerkschaft Angst vor Macht- und Mitgliederverlust, da sonst nicht zu verstehen ist, warum solch eine unsachgemäße Argumentation ins Feld geführt wird" (IfK - Institut für Kammerrecht e.V. 2013, S. 2). Mittlerweile beruhigte sich zumindest ver.di in RLP. Man vertritt eine kritisch abwartende Position. Frau Fuchs, Vorsitzende des *ver.di Landesfachbereichsvorstands Gesundheit, soziale Dienste, Wohlfahrt u. Kirchen RLP*, als stellvertretende Vorsitzende in die Gründungskonferenz berufen, drückte es auf der Pressekonferenz der GK am 26.03.2014 in Mainz sinngemäß so aus: Es gibt durchaus auch Gewerkschaftsmitglieder, die für eine Kammer plädieren. Zudem ist es nicht klug, wenn sich ver.di jetzt wo die LPFK kommt, schmollend aus der Diskussion heraushält. Die LPFK ist zwar nicht das, was sich ver.di als erste Lösung der Probleme der Pflege gewünscht hätte, aber wenn sie nun kommt, wird sich die Gewerkschaft ver.di dafür einsetzen, dass sie kein Papiertiger, sondern „ein Tiger mit ganz vielen Zähnen" (Pflegekammer ab 2016 2014, S. 3) sein wird. Die anderen Landespflegeräte harren noch der Einsicht ihrer ortsansässigen ver.di- Verbände.

Die Gewerkschaft *komba* spricht sich dagegen für eine Pflegekammer aus. Sie stellt fest, dass der Pflege schon Jahrzehnte die Selbstbestimmung und Anerkennung verwehrt wird, Fragen zur Ausbildung, Akademisierung, Weiterbildung weder organisatorisch noch monetär geregelt sind und immer noch keine eindeutigen Vorbehaltsaufgaben der Pflege definiert sind. Zur Behebung der Missstände und zur Erreichung einer vernünftigen Perspektive ist

> „die Einrichtung einer selbstbestimmten Eigenverwaltung der Pflegeberufe dringend geboten...um die Qualität pflegerischen Handelns, den Schutz der Berufsausübung, die angemessene Qualifikation zum Schutz der Bevölkerung vor unsachgemäßer Pflege und eine fachliche Beratung des Gesetzgebers sicherzustellen" (komba 2011, S. 1).

Die Arbeitgeber reagieren ebenfalls uneinheitlich. Der *Bundesverband privater Pflegeanbieter* (bpa), spricht sich massiv gegen die Kammergründung aus. Er argumentiert auf seiner Homepage polarisierend (vgl. bpa- Bundesverband privater Anbieter sozialer Dienste e.V. 2014). Es wird von der Zwangsmitgliedschaft für Fach- und Hilfskräfte gesprochen, die 120€ Jahresbeitrag kostet. Das ist doppelt falsch. Nur die Pflegefachkräfte gehören einem anerkannten Heilberuf an, Hilfskräfte nicht. Sie können deshalb nicht pflichtverkammert werden. Die Höhe des Kammerbeitrags kann gegenwärtig niemand benennen. Ihn beschließen die

Pflegeachtkräfte die Ton das Prozesses der Selbstverwaltung in der Vertreterversammlung der LPFK 2016. Der bpa unterstellt, die LPFK müsse dauerhaft mit öffentlichen Mitteln unterstützt werden. Das ist mit Kammerrecht unvereinbar, das Selbstverwaltungsorgan muss sich im Regelbetrieb selbst finanzieren (§ 16 (1) HeilBG).

Weiterhin wird die Stärkung der Pflege im „politischen Raum" (bpa- Bundesverband privater Anbieter sozialer Dienste e.V. 2014, S. 1) infrage gestellt, weil die LPFK nur beratend tätig sein dürfe. Mehr darf der bpa als Körperschaft des privaten Rechts auch nicht. Die Strategie ist wohl, der eigenen Stimme beispielsweise durch die Aussage auf der Homepage, man sei „die größte Interessenvertretung privater Anbieter sozialer Dienstleistungen in Deutschland" (bpa 2014), unterlegt mit eindrücklichen Zahlen, Macht und Nachdruck zu verleihen. Körperschaften des öffentlichen Rechtes, wie die LPFK, können im korporatistischen Gesundheitswesen hingehen aktiv mitentscheiden (s. Kap. 4.3.2).

Zudem schürt der bpd die Angst der Pflegekräfte vor Fortbildungen. Sie schränkten die Freizeit ein, seien teuer und würden kontrolliert. Es wird suggeriert, der MDK, *das* Schreckgespenst der Altenpflege, bekäme Gesellschaft. Das ist so nicht korrekt. Die Kammer bildet zwar die Kontrollinstanz vor allem aber das Ermöglichungsorgan zum Nachkommen der schon heute gesetzlich vorgeschriebenen Fort- und Weiterbildungspflicht (vgl. §15MSAGD RLP 22.03.2013; vgl. Bibliomed Manager, S. 2; vgl. DBfK et al. 2010, S. 2).die aber oft ignoriert wird. Die LPFK zertifiziert die Angebote und bürgt für Qualität. Ihre Angebote sind als Ergänzung zu den von der LPFK zu prüfenden Angeboten der Arbeitgeber gedacht, nicht als alleinige Alternative.

Außerdem zieht der bpa die Qualität der Umfragen zur Pflegekammer in Zweifel (vgl. bpa 30.08.2013; vgl. Roßbruch 2014, S. 54). Der *Arbeitgeberverband Pflege e.V.* als bundesweiter Dachverband der privaten Pflegeorganisationen, in dem der bpd Mitglied ist, hat im Oktober gegen das MSAGD RLP Klage erhoben. Die Gründungskonferenz sollte für rechtswidrig erklärt werden. Falls das Gericht urteilen sollte, dass die Konferenz rechtens sei, wollte man die Aufnahme in ebendieser einklagen (vgl. Arbeitgeberverband Pflege e.V. 2013). Die öffentliche Verhandlung fand am 21.02.2014 vor dem Verwaltungsgericht Mainz statt. Es beschied die Klage im vollen Umfang abschlägig. Da kein Einspruch geltend gemacht wurde, ist das Urteil rechtsgültig (Verwaltungsgericht Mainz, Urteil vom 21.02.2014).

Klarzustellen bleibt, dass nicht alle Träger, die Mitglied beim bpa sind, gegen die LPFK votieren. Viele äußerten sich auf den Veranstaltungen der Gründungskonferenz pro Kammer und bringen wenig Verständnis gegenüber der Politik ihres Dachverbands auf.

In Rheinland-Pfalz votiert die Mehrheit der Arbeitgeber in der Pflege für die Kammer. Die *Krankenhausgesellschaft RLP* unterstützt die Kammergründung, ihr Vorsitzender ist Mitglied der Gründungskonferenz. Große kirchliche Träger in RLP befürworten die Pflegekammer, so die *Marienhaus-Stiftung Neuwied*, die *Cusanus-Trägerschaft Trier* und die *Barmherzigen Brüder Trier*. Die Barmherzigen Brüder initiierten in der Abstimmungsphase eine eigene Werbekampagne für die Pflegekammer, die die Pflegenden u.a. über Filmbeiträge zu erreichen suchte. Führungskräfte der Organisationen sind Mitglied der Gründungskonferenz, Sr. Basina, Vorstandsvorsitzende der Marienhaus-Stiftung, leitet sie.

Zusammenfassend ist ein uneinheitliches, z.T. sogar gegensätzliches Bild sowohl innerhalb der Gewerkschaften, der Verbände als auch unter den Arbeitgebern festzustellen. Ursache der Abwehrhaltung der Kritiker ist wohl die unbegründete Angst, die LPFK würde die eigene Institution unnötig machen oder zumindest in Konkurrenz dazu treten (vgl. Roßbruch o.J., S. 1).

Bei Einrichtungsträgern herrscht oft ein Rollenkonflikt. Sie sind Arbeitgeber und sehen sich gleichzeitig als Pflegevertreter (vgl. Krampe 2009, S. 38). Sie argumentieren, sie setzten sich heute schon stark für die Pflege ein. Diese paternalistisch anmutende Haltung ist jedoch nicht mit der auf Autonomie basierenden Selbstverwaltung gleichzusetzen.

Viele fühlen sich berufen, über die Berufsgruppe und für die Berufsgruppe der Pflege zu sprechen. Die Pflege für sich selbst sprechen und entscheiden zu lassen, ist nach wie vor unüblich und wird auch von den Pflegenden noch kaum eingefordert. Pflege erscheint unpolitisch und unkritisch. Die historische Entwicklung wirkt immer noch nach.

5 Zwischenbilanz: Entwicklungsstand der Professionsbausteine

Als nächste Kontextvariablen ist der Stand der Professionalisierung bei den übrigen Bausteinen einer Profession, *gesellschaftlicher Zentralwert, universelles Wissen* und *Berufsethik* abzubilden. Zur Beantwortung der Forschungsfrage, ob die Pflegekammer der fehlende Baustein zur Professionalisierung ist, ist eine kurze Zwischenbilanz zum Stand der Entwicklung bei den anderen Professionsmerkmalen zu ziehen. Bei oberflächlicher Betrachtung verfügt die Pflege über einen gesellschaftlichen Zentralwert (Kap. 5.1), die Akademisierung begann zu Beginn der 1990er Jahre (Kap. 5.2), die Ethik ist schon immer Thema der Pflege (Kap. 5.3). In der Denklogik drängt sich die Hypothese auf, dass mit der Errichtung der LPFK als institutionelle Umsetzung der beruflichen Autonomie (vgl. Krampe 2009, S. 38; Schlie 2013, S. 3) der fehlende Baustein im Professionalisierungsprozess entsteht und die Pflege den Schritt von der Semiprofession zur Profession geschafft haben wird. Bei genauerer Betrachtung bleiben Lücken offen. Zum einen ist nicht sicher, ob die einfache Addition der Bausteine reicht, aus der Pflege eine Profession zu machen, die in der Lage sein wird, ihre Situation zu verbessern. Zum anderen sind die Bausteine genauer zu betrachten und deren aktuelle Umsetzung und zukünftige Möglichkeiten zu bewerten.

5.1 Baustein gesellschaftlicher Zentralwert und Mandat

Der Baustein *gesellschaftlicher Zentralwert* hat zwei Dimensionen. Er beinhaltet den gesellschaftlichen Zentralwert, der philosophisch begründet ist. Aus professionssoziologischer Sicht sind darunter außerdem die auf dem Zentralwert beruhenden, von der Gesellschaft zugewiesenen vorbehaltlichen Tätigkeiten als Mandat zu fassen.

„Professionen übernehmen hinsichtlich gesellschaftlicher Zentralwerte Funktionen" (vgl. Weidner 1995, S. 47). Die Funktion der Pflege ist übergeordnet im Zentralwert Gesundheit verortet. Das Feld wird aber gleichfalls von der Medizin für sich beansprucht, deshalb bedarf es einer Differenzierung im Detail.

Gesundheit wird durch Krankheit und Tod gefährdet (vgl. Dörge 2009a, S. 124). Das Mandat für die Endlichkeit des Menschen haben die Theologen als erste *Urprofession* (vgl. Schmeiser 2006, S. 303f)(s. Kap. 4.1). Die Behandlung von Krankheit, möglichst zur Abwehr des Todes, übernimmt die Medizin als dritte *Urprofession* nach der Jurisprudenz, dafür hat die Ärzteschaft das gesellschaftliche Mandat erhalten und als Monopol ausgebaut (s. Kap. 4.2.1).

Das im 19. Jh. entwickelte biomedizinische Modell sieht Gesundheit und Krankheit dichotom, Gesundheit bedeutet die Abwesenheit von Krankheit (vgl. Franke 2012, S. 133). Gesundheit ist von den Medizinern herzustellen, z. B. über das Ausschalten von Krankheitserregern (vgl. ebd., S. 137). Das Modell passt hervorragend sowohl in die Logik unserer gesundheitlichen Versorgung als auch in die der medizinischen Forschung, die nach Kausalitäten sucht. In logischer Folge passt es zur deutschen Gesundheitspolitik des konservativ-korporatistischen Wohlfahrtsstaates, „der Gesundheit und Krankheit zur Sache der Einzelnen macht" (Franke 2012, S. 137) und die Verantwortlichkeit der Behandlung an die ärztliche Profession delegiert hat (vgl. Kap. 4.2.1, 4.3.2).

Nach dem Gegenmodell der Salutogenese ist Gesundheit und Krankheit nicht dichotom zu sehen. Beide sind sich, nebeneinander existierend, auf einem Kontinuum vorzustellen (vgl. Bundeszentrale für gesundheitliche Aufklärung (BZgA) 2001, S. 32ff). Die Pole des Kontinuums sind absolute Gesundheit auf der einen Seite und Tod auf der anderen Seite (vgl. Franke 2012, S. 170ff). Dazwischen liegen unendlich viele Punkte, an denen Menschen verschiedene Einschränkungen haben. Chronische Krankheiten oder Behinderungen sind Beispiele für Einschränkungen, zu denen die Medizin oft kaum Therapieansätze hat. Die Einschränkungen können dazu führen, dass Menschen professionelle pflegerische Unterstützung zur Erhaltung des Zentralwertes Gesundheit und dem damit in Verbindung stehenden zweiten Zentralwert, der Gewährung der Autonomie brauchen (s. Kap. 4.3).

Die Wahrscheinlichkeit, dass Menschen in ihrem Leben pflegerische Unterstützung benötigen, ist durchgehend vorhanden. Sie liegt am Anfang des Lebens fast bei 100% und steigt spätestens zum Ende des Lebens wieder rapide an. Die professionelle Pflege kann zum Schutz beider Zentralwerte Gesundheit und Autonomie beitragen. Sie liefert professionelle Konzepte, die die Lücke schließen, welche die Medizin nicht ausfüllen kann (vgl. Dörge 2009a, S. 124). So „leistet Pflege ihren spezifischen Beitrag zur Krisenbewältigung" (Dörge 2009b, S. 327). Pflege steht also nicht in professioneller Konkurrenz zur Medizin, sondern trachtet „danach, eine unbesetzte, aber gesellschaftlich hochvakante Nische, kompetent und qualifiziert auszufüllen" (ebd.).

Nachdem die von der Pflege fokussierten Zentralwerte bestimmt sind, bleibt die Frage, ob das herausgearbeitete gesellschaftliche Mandat, verbunden mit der professionellen Kompetenz (vgl. ebd.), dazu führt, der Pflege vorbehaltliche Tätigkeiten einzuräumen? Es gibt einige Ansatzpunkte. Tätigkeitsvorbehalte sind zwar nicht auf berufsrechtlicher Ebene festgeschrieben, „sie ergeben sich jedoch...aus anderen gesetzlichen Regelungen (z. B. SGB XI) oder aus vertraglichen Vereinbarungen, etwa den Qualitätsvereinbarungen zwischen Leistungsträgern und Leistungserbringern" (Bollinger 2005, S. 15).

Der Gesetzgeber hat 1995 durch die Herausnahme der pflegerischen Aufgaben aus dem SGB V und die Schaffung des neuen SGB XI die Pflege aufgewertet (vgl. Dörge 2009b, S. 327). Die Pflegeversicherung erkennt ihr ein autonomes Arbeitsfeld zu. „Aufgabe der Pflegefachkraft ist es, alle für die Beurteilung der Pflege erforderlichen Feststellungen zu treffen" (Roßbruch o.J., S. 2). In stationären Pflegeeinrichtungen und in der ambulanten Pflege arbeiten Pflegefachkräfte auf dieser gesetzlichen Grundlage eigenständig.

Zum Führen einer Pflegeeinrichtung ist laut der Durchführungsverordnung des Landesgesetzes für Wohnformen und Teilhabe (LWTG- RLP) und des Heimgesetzes eine Pflegefachkraft mit entsprechender Qualifikation erforderlich, ein Mediziner ist nicht vorgesehen (vgl. § 10 MSAGD RLP 22.03.2013, S. 45–46; §§ 112 ff BMJV 26.05.1994).

Das Krankenpflegegesetz von 2003 weist der Pflege im Krankenhaus einen eigenverantwortlichen Aufgabenbereich zu. § 1 KrPflG bescheinigt den Pflegeberufen „erweiterte(n) Kompetenzen zur Ausübung heilkundlicher Tätigkeiten" *(Bundesministerium für Justiz und Verbraucherschutz 16.07.2003, S. 2).*

Die Entwicklung geht hin zu vorbehaltlichen Aufgaben. Die Beispiele zeigen vorhandene rechtliche Vorbehaltsstellungen pflegerischer Tätigkeiten. Die Pflege hat einen rechtlich legitimierten Autonomiezuwachs erfahren, trotzdem „darf die faktische Handlungsautonomie der Pflegenden deswegen keinesfalls überschätzt werden" (Dörge 2009b, S. 328).

Die LPFK unterstützt die Professionalisierung aufgrund der Nähe zur beruflichen Wirklichkeit (vgl. Roßbruch o.J., S. 11). Über die selbstverantwortete Formulierung der Berufsordnung und von pflegeprofessionellen Standards sowie über den Zuwachs an politischen Einflussmöglichkeiten (s. Kap. 4.3.2) (vgl. § 3 Abs. 5 MSAGD RLP, S. 13) kann die Pflege in Zukunft bei der klareren Definition vorbehaltlicher Aufgaben mitwirken.

Vorbehaltliche Aufgaben ziehen die eigene Abrechnungsfähigkeit für die Pflege nach sich. Dazu gibt es einige Konzepte und Modellversuche der Abrechnung über Pflegediagnosen. In der Schweiz erfuhren sie Umsetzung in die Praxis (vgl. Müller-Staub, Maria, Reitmayer, Angela und Hofstetter 2009; Odenbreit 2011). In Deutschland warten solche Projekte noch auf Akzeptanz und Aufnahme in den Regelbetrieb. Die Hypothese lautet, dass wahrscheinlich bisher keines der verantwortlichen Selbstverwaltungsorgane im Gesundheitssystem ein gesteigertes Interesse daran hat. Ohne LPFK ist es wesentlich schwerer, Vorbehaltsaufgaben durchzusetzen, denn wer sollte sich sonst dafür einzusetzen, in der Konsequenz die vorhandenen finanziellen Ressourcen mit der Pflege zu teilen?

Zur Entwicklung vorbehaltlicher Aufgaben ist universelles Wissen unabdingbar, Kap. 5.2 zeigt den Entwicklungsstand dieses Professionsbausteines auf.

5.2   Baustein universelles Wissen

In der pflegewissenschaftlichen Literatur wird die Professionalisierung am häufigsten in Bezug zur Akademisierung diskutiert. Sie ist *das* Professionalisierungsprojekt der Pflege. Dieses Kapitel fasst zusammen, wie die Umsetzung des Projektes in den letzen zwanzig Jahren aussah. Dazu liegen einige neuere Publikationen vor.

Nach Hartmann professionalisiert sich ein Beruf durch die Zunahme systematischen theoretischen Wissens gegenüber vorwiegend auf Erfahrungswissen basierenden beruflichen Handeln (s. Kap. 4.1.1). Das versuchte die Akademisierungsbewegung der Pflege zu erreichen. Vorbild waren die angloamerikanischen Länder, in denen es schon lange pflegerische Studiengänge gab (vgl. Krampe 2009, S. 243f). Der erste breit in der Öffentlichkeit debattierte *Pflegenotstand* Ende der 80er Jahre ist als ein Auslöser zu werten. Er thematisierte Defizite und wachsende Bedarfe gleichermaßen (vgl. Kälble 2013, S. 1129).

Eine Art Initialzündung war 1992 die Denkschrift *Pflege braucht Eliten* der Robert Bosch Stiftung. Sie katalysierte die Einrichtung von mittlerweile ca. 60 pflegerischen Studiengängen verschiedener Ausrichtungen. In der Denkschrift stand von Anfang an die akademische Qualifizierung der pflegerischen Führung zentral, schon der erste Absatz des Vorwortes bemängelt die bisher „unzureichende Heranbildung einer beruflichen Elite" (Robert Bosch Stiftung 1992, S. 5). Die Schrift empfahl die Lehrerausbildung und das Management der Pflege zu akademisieren. Dem wurde weitgehend gefolgt, noch heute qualifizieren 85% der Studiengänge für diese Aufgaben (vgl. Kälble 2005, S. 40). Es entstanden in erster Linie Weiterbildungsstudiengänge, keine primärqualifizierenden Studiengänge.

Die zweite Empfehlung, die Implementierung der Studiengänge auf Fachhochschulniveau, fand ebenfalls Umsetzung. Die Begründung dafür lautet, dass die Zielgruppe z. T. schon lange im Berufsleben stehe. Den Pflegekräften unterstellte man eine Lebenssituation, die mit der Absolvierung eines universitären Studiums in der Regelstudienzeit nicht kompatibel sei (vgl. Robert Bosch Stiftung 1992, S. 156). Die Vereinbarkeit von Studium und Beruf erhielt vor dem tiefergehenden theoriegenerierenden universitären Studium mit Schwerpunkt in der Forschung den Vorzug (vgl. Krampe 2009, S. 247). Gegen die mehrheitlichen Hoffnungen der Befürworter der Akademisierung aus der Pflege setzte sich das Fachhochschulmodell durch. Es ermöglichte die zügige, kontrollierbare Qualifizierung des Pflegepersonals im Sinne der Träger von Einrichtungen im Gesundheitswesen (vgl. Krampe 2009, S. 247).

Noch heute ist in fast allen Studiengängen eine abgeschlossene pflegerische Berufsausbildung Zugangsvoraussetzung. Hessen bildet die Ausnahme. An den drei Hochschulen mit pflegerischen Studiengängen des Landes werden Pflegekräfte grundständig generalistisch primärqualifiziert. Neben der Hochschulreife ist lediglich ein pflegerisches Praktikum Zugangsvoraussetzung. Das ist dem hessischen Hochschulgesetz geschuldet, es verbietet eine Einschränkung der Zulassung über die Hochschulreife hinaus (§54 (2)Hessisches Ministerium für Wissenschaft und Kunst 01.01.2010). Aufgenommen werden Studierende mit oder ohne Pflegeausbildung. Die bildungspolitische Absicht dahinter ist die „Angleichung der Pflegeausbildung an internationale Standards" (Gerlach 2005, S. 75). Das hessische Modell findet oft schwer Akzeptanz. Absolventen ohne Pflegeausbildung müssen durch hohes persönliches Engagement diverse Hürden bei den Arbeitgebern, den traditionell ausgebildeten Pflegefachkräften und auf berufsrechtlicher Ebene überwinden. (vgl. ebd., S. 89). Erst in den letzten Jahren etablieren sich als Lösung des Dilemmas zwischen dem Anspruch der tertiären Qualifizierung der Pflege und dem nicht Loslassen können der traditionellen Ausbildung Modelle dualer Studiengänge. Studierende erwerben den Bachelorabschluss und das pflegerische Examen in einem kooperativen Bildungsgang. Der umfasst 4-4,5 Jahre Gesamtausbildungszeit. Die dualen Studiengänge bezeichnet die *Agenda Pflegeforschung für Deutschland* als die „zweitbeste Variante" (Behrens et al. 2012, S. 5), weil sie im internationalen Bereich wenig anschlussfähig sei. Deutschland bildet auch deshalb im Bereich Pflegewissenschaft/ Pflegeforschung eines der Schlusslichter (vgl. ebd., S. 7).

Die deutsche Pflege ist nur zu einem geringen Prozentsatz akademisch ausgebildet. Eine flächendeckende grundständige Akademisierung erfolgte genauso wenig wie eine umfängliche Weiterbildungsakademisierung. Um eine 10%ige Akademisierungsrate unter den Pflegekräften zu erreichen, bräuchte Deutschland bei der bestehenden Anzahl der Studienplätze 50 Jahre (vgl. ebd., S. 8). Promotionsmöglichkeiten sind nur ganz spärlich gesät.

Zur pflegerischen Qualifikation setzt man in Deutschland nach wie vor auf die pflegepraktische Ausbildung auf Sekundärniveau. Man bleibt bei dem vor über 100 Jahren begonnenen Sonderweg (s. Kap. 4.2.2) des Ausbildungssystems außerhalb der üblichen schulischen berufsbildenden Institutionen (vgl. Krampe 2009, S. 239). Selbst das neueste Krankenpflegegesetz von 2003 hat, entgegen der Forderung von Experten der Pflege, daran nichts geändert. Aufgrund fehlender Finanzierungskonzepte für die generalistische Ausbildung, bleibt die Weiterentwicklung weit hinter den Wünschen der Berufspolitik zurück. Die Realisierung solcher Konzepte scheitert an den Kräfteverhältnissen im deutschen Gesundheitswesen zuungunsten pflegerischer Interessen (vgl. Krampe 2009, S. 250).

Um dem Mangel an Pflegefachkräften entgegen zu treten, hat die CDU/CSU/FDP Bundesregierung 2009 die Zugangsvoraussetzung für die pflegerische Ausbildung auf Hauptschulniveau gesenkt. Das ist einer Deprofessionalisierung gleichzusetzen. Die Entwicklung geht genau in die umgekehrte Richtung wie in europäischen Nachbarländern. Dort ist meist die zwölfjährige

Schulbildung Zugangsvoraussetzung. In Frankreich bildet, wie in vielen anderen EU-Ländern, seit 2009 ein Bachelorabschluss der generelle Einstieg in den Pflegeberuf (vgl. Scherrieble-Chauvet 2013, S. 28).

Die zwei parallel existierenden Ausbildungsniveaus bauen zusätzliche Hierarchieebenen auf, die die Berufsgruppe der Pflege weiter auseinandertreiben (vgl. Krampe 2009, S.234). Die beiden Gruppen verstehen sich oft nicht mehr. Die pflegerische Expertise in der Praxis beruht teilweise auf theoriebasiertem Wissen, der größere Fundus ist das Erfahrungswissen. Für Pflegewissenschaftler andererseits hat das systematische Theoriewissen Vorrang. Es passiert häufig, dass beide Gruppen oberflächlich gesehen von denselben Dingen reden, diese aber mit ganz unterschiedlichen Bedeutungen belegen (vgl. Dunkel 2005, S. 172) und darum aneinander vorbeireden.

Die traditionelle Pflege begegnet der akademischen Pflege mit Argwohn nach dem Motto. „Vorsicht, da kommt eine Studierte!" (Gerlach 2005, S. 86). Anders herum sagen die Pflegeakademiker. „In die(se) Pflege wollen wir nicht!" (ebd., S. 92). Das gegenseitige Misstrauen hat viele Facetten, die auszubreiten den Umfang der Thesis sprengen würde.

Mittlerweile liegen Studien vor, die den Heimatverlust der akademischen Pflege zwischen Tradition und Innovation eindrücklich beschreiben (vgl. exempl. Gerlach 2013). Akademische Pflege entfernt sich vom Pflegeberuf, die Professionalisierung durch Akademisierung hat „die Mehrheit der beruflich Pflegenden nicht erreicht" (Krampe 2009, S. 253). Resultat ist die Behinderung des Wissenstransfers zwischen Wissenschaft und Praxis in beide Richtungen.

Der Entwicklungsstand beim Baustein universitäres Wissen ist gleich mehrfach problematisch. Die Eliten-Akademisierung entzog der Professionalisierung des kompletten Berufsstandes der Boden (vgl. Dunkel 2005, S. 172). Die Niveauabsenkung bei der Ausbildungszulassung weist sogar in Richtung Deprofessionalisierung (vgl. Hartmann 1972, S. 51).

Nun kommt die LPFK in RLP. Zugangskriterium zur Mitgliedschaft ist die traditionelle dreijährige Ausbildung im Bereich Krankenpflege, Kinderkrankenpflege und Altenpflege. Nach professionssoziologischer Beurteilung verfügen die Pflegefachkräfte nur dann über universelles Wissen, wenn sie einen weiterbildenden Studiengang abgeschlossen haben. D. h. die Mehrheit der zukünftigen Kammermitglieder hat den Status der Profession beim Baustein universelles Wissen nicht erlangt. Gleichzeitig verdeutlicht der Gesetzestext das Verhaftet sein im traditionellen Bild der Pflege und die nach wie vor fehlende politische Akzeptanz der akademischen Pflege. Sie scheint nur als Weiterbildungsqualifizierung denkbar. Die grundständig-akademische Qualifikation passt nicht ins traditionelle Bild, diese Personen werden nicht als Pflegefachkräfte wahrgenommen. Dieses Bild existiert bei weitem nicht nur in den Köpfen der politisch Verantwortlichen. Erst Stellungnahmen der Hochschulen zum HeilBG schafften als Kompromiss zumindest die Möglichkeit der Aufnahme grundständig akademisch qualifizierter Pflegefachkräfte als freiwillige Mitglieder in der LPFK.

Das universitäre Wissen wird ergänzt von der Berufsethik als drittem Baustein. Kapitel 5.3 zeigt aktuelle Problemlagen des ethischen Fundaments der Pflege und Chancen im Lichte der LPFK auf.

5.3   Baustein Berufsethik

„Der Pflege wird im Allgemeinen eine hohe moralische Bedeutung zuerkannt" (Monteverde 2009, S. 52). Das Professionsmerkmal Berufsethik unterwirft die professionelle Handlung einem strengen Verhaltenskodex, um so den Schutz der Handlungsempfänger (Pflegeempfänger) zu garantieren (vgl. Schmeiser 2006, S. 301). Mit einem Ethikkodex wird das professionelle Handeln jedes einzelnen Berufsangehörigen überwacht. Je nach Art des Verstoßes gegen die festgesetzten Regeln kann eine Berufsgerichtsbarkeit hinzugezogen werden. Die Definition ist für die Pflege durchaus zweischneidig.

Berufsethik ist für die Pflege nicht neu. Die Pflegeethik wurde in den Pflegeorden über die christlichen Werte mit Inhalten gefüllt und den Schwestern vorgegeben. Auch die weltlichen Schwestern unterwarfen sich dem „Pflichtenkatalog mit starren Geboten und Verboten, was eine Pflegekraft zu tun und zu lassen hatte" (Kuhn 2011, S. 21) und das Befolgen von Regeln wie Pünktlichkeit, Höflichkeit, Ordnung und Gehorsam gegenüber dem Arzt beinhaltete. „Die Ethik verkümmerte zur Etikette, Machthierarchen wurden zementiert und die Professionalisierung der Pflege blockiert" (ebd.). Die Messlatte der Ansprüche liegt unter den heutigen Rahmenbedingungen in fast unerreichbarer Höhe, das kann zu permanentem schlechtem Gewissen führen. Eine Gruppenmoral mit unhinterfragten Regeln verstärkt den Druck. Die Möglichkeit, die Ansprüche zu reflektieren und sie in sich ständig verändernde Strukturen und Kontexte einzufügen, gab es nicht (vgl. Lay 2004, S. 37) und gibt es auch heute noch selten. Pflegeethik ist ein Ausbildungsfach, dass leider noch zu oft darauf abzielt, Pflegekräften feste Werthaltungen zu vermitteln (vgl. Großklaus-Seidel 2002, S. 14).

Bei einer so praktizierten Pflegeethik kann man eher von einer externen Erwartungshaltung sprechen, als von einem ethischen Anspruch aus intrinsischer Motivation (vgl. Monteverde 2009, S. 67). In Zeiten pluralistischer Wertvorstellungen, sich stetig erweiternden medizinischen Möglichkeiten, gleichzeitig der verstärkten Begrenzung finanzieller Mittel und daraus resultierend den fehlenden zeitlichen Ressourcen stößt man mit pflegeethischen Aspekten auf Unverständnis. Es weckt bei Pflegekräften das Gefühl, dass man ihnen über diese Belastungen hinaus die alten Moralvorstellungen predigen und moralische Benimmregeln aufbürden will (vgl. Kuhn 2011, S. 22).

Trotz der Ablehnung besteht bei Pflegenden eine hohe ethische Belastung, die diverse Studien im angloamerikanischen Ausland und Skandinavien empirisch belegten. In Deutschland existieren vereinzelte Studien mit selben Ergebnis (z.B. Bockenheimer-Lucius und Sappa 2009; Kuhn 2011).

Gefäße für die ethische Diskussion sind dringend nötig. Gleichwohl gestaltet ist der Zugang zur Ethik in der Professionalisierungsdebatte der Pflege eher zögerlich (vgl. Großklaus-Seidel 2002, S. 9). Häufig wird der angeblich fehlende Praxisbezug ins Feld geführt.

Der DBfK als größter deutscher Berufsverband veröffentlicht als Richtlinie für die Mitglieder die deutsche Übersetzung des *ICN-Ethikkodex* in der jeweils aktuellen Fassung. Das reicht jedoch nicht. Aus professioneller Sicht ist der reflektierte Umgang mit ethischen Problemen geboten. Die bewusste ethische Reflexion der Situation und des eigenen Verhaltens ermöglicht Berufsangehörigen den professionell angemessenen Umgang mit den Pflegeempfängern. Es zeigt die Berufspflichten aber auch die Grenzen auf (vgl. ebd.).

Die Implementierung der Pflegeethik in der LPFK ist von der medizinischen Ethik in der Ärztekammer abzugrenzen. Die dort angegliederte Ethikkommission befasst sich vor allem mit medizinischen Forschungsanträgen. Eine institutionalisierte Pflegeethik hätte natürlich ebenfalls ein Mandat in Pflegeforschungsfragen.

Schwerpunkt sollte jedoch das Schaffen eines pflegeethischen Unterstützungsorgans für die Mitglieder sein. Das ist umso nötiger, weil der Pflege durch die Selbstverwaltung bedeutend mehr Entscheidungsbefugnisse zukommen, die u. U. unbequeme Konsequenzen nach sich ziehen (vgl. ebd.). Die Pflege möchte kein Arzthilfsberuf mehr sein. Dadurch entsteht eine größere Verantwortung für das eigene professionelle Handeln. Durch die Selbstverwaltung in der LPFK bewegt sich die Pflege aus einem geschützten, verantwortungsarmen Raum heraus und begibt sich auf Augenhöhe mit den Medizinern. Das schafft neue Unsicherheiten, für die nicht jede Pflegekraft bereit sein könnte und Unterstützung braucht.

Zum aktuellen Stand der Umsetzung ist festzustellen dass es vor allem in den Krankenhäusern Ethikkomitees und Ethikberatungen gibt, einige wenige im Bereich der Altenpflege. Multiprofessionalität wird ausdrücklich gewünscht. Trotzdem fehlen oft Pflegekräfte aus der Pflegepraxis in den Komitees, pflegerische Themen stehen kaum auf der Agenda, Mitglieder aus der Pflege haben deutlich geringere Redeanteile (vgl. Kohlen 2012, S. 200). Die Umsetzung von pflegeethischen Inhalten als Baustein der Ethikberatung in den Einrichtungen ist eher beliebig (vgl. Monteverde 2013, S. 272).

Das ändert sich, sobald die Pflegeethik in der LPFK einen Ort hat. Die LPFK kann den Raum geben, professionelles Handeln, Pflegefachwissen und pflegeethische Aspekte zentral zu verbinden und für die Pflege nutzbar zu machen. Pflegeethik wird so ausgebaut und kann sich manifestieren. Dazu sind professionelle pflegeethische Leitlinien zu formulieren und eine Ethikberatung einzurichten. Sobald der Bereich Fort- und Weiterbildung aufgebaut ist, sind ethische Schulungen anzubieten.

Die Mitglieder können lernen, ihr Tun eigenständig reflektieren und den moralischen Kern der beruflichen Pflege sichtbar zu machen (Monteverde 2009, S. 56). Die ethische Kompetenz ermöglicht Pflegefachkräften, mit gesteigertem professionsethischem Verständnis in den Einrichtungen aufzutreten. Durch die Anwendung breitet sich das Wissen aus und entfaltet sich einrichtungsspezifisch So reift ethische Entscheidungs- und Handlungskompetenz in der Pflegebeziehung heran und führt zu guten Ergebnissen für alle Beteiligten.

Kapitel 6 erläutert, warum das jahrelang diskutierte Thema Pflegekammer nun auf die politische Agenda kam und welche Auswirkungen aus der Perspektive der Stakeholder Land, Bevölkerung im Allgemeinen und Pflegeempfänger im Speziellen sowie der Pflegefachkräfte zu erwarten sind.

6 Agenda Setting: Ansatzpunkte und Problemlösungspotential

Die Diskussion um die Einführung der Pflegekammer ist, wie bereits erwähnt, relativ alt. Allerdings schaffte sie es erst in den letzten Jahren verstärkt auf die politische Agenda.

Da Kammerrecht Länderrecht ist, entscheidet jedes Bundesland für sich, ob es sich damit beschäftigt. Zu beobachten ist, dass die Pflegekammer in den Ländern oft ein Oppositionsthema zu sein scheint. So brachten Die Grünen als Oppositionspartei in Nordrhein-Westfalen (NRW) 2009 und 2010 Anträge auf Anhörung zur Prüfung des Bedarfs für eine Pflegekammer ein. Die regierende CDU/FDP-Fraktion wies sie ab. Als Die Grünen 2012 zusammen mit der SPD die Regierung stellten und eine grüne Ministerin das Ministerium für Gesundheit, Emanzipation, Pflege und Alter übernahm, hofften die Pflegeverbände in NRW, dass die Pflegekammer nun auf die politische Agenda käme. Bis heute ist das nicht geschehen. Auf eine Anfrage nach einer Pflegekammer durch die nun oppositionelle FDP-Fraktion in 2014 reagierte die Ministerin zurückhaltend, sie möchte die Entwicklung in RLP abwarten und ggfs. zur Grundlage der eigenen Entscheidung machen (vgl. Landesregierung NRW/Ministerium für Gesundheit, Emanzipation, Pflege und Alter 21.03.2014, S. 2). Ähnliches Agieren pro Kammer aus der Opposition heraus findet sich in weiteren Bundesländern.

Auf Regierungsebene beschäftigen sich die Bundesländer Schleswig-Holstein, Niedersachsen und Bayern mit der Pflegekammer, Hamburg und Bermen lehnen sie ab. Der Rest der Republik wartet „gleichsam wie das Kaninchen vor der Schlange die weitere Entwicklung in den anderen Ländern ab" (Martini 2014, S. 227).

In RLP dagegen gibt es eine bundesweit einmalige Situation, sowohl die Opposition als auch die Regierung haben sich für die Errichtung der LPFK ausgesprochen. Uneinigkeit herrscht nur über die Frage, wessen Idee es war. Jedenfalls steht die Pflegekammer spätestens seit 2012 offiziell auf der Agenda der Landesregierung.

Nun bleibt als nächste Kontextvariable zu fragen, welche Argumente die Politik bewogen haben könnten, das Thema jetzt aufzunehmen. Kapitel 6.1 schaut aus Perspektive der Sozialpolitik, Kapitel 6.2 erläutert die Vorteile von Pflegeempfängern und Gesellschaft. Kapitel 6.3 schließt mit den Pflegekräften. Die Auswirkungen der LPFK sind nicht nur bei einer Gruppe festzuschreiben: Es gibt große Schnittmengen zwischen den Stakeholdern.

6.1   Erste Perspektive: Sozialpolitik

Der demografische Wandel scheint momentan das Schreckgespenst der Sozialpolitik zu sein. Die alternde Gesellschaft wird mit der drastischen Zunahme von ärztlichem und pflegerischem Versorgungsbedarf verbunden, die finanziell überfordern wird. Es dominiert die Negativ-Sicht. Der Zugewinn an gesunden Jahren wird kaum wahrgenommen.

Dem Wandel der Familienstruktur ist es geschuldet, dass weniger junge Menschen nachkommen und deren Interesse am Ergreifen eines Pflegeberufs weiter abnimmt. „Die Pflege als Profession mit hoher Empathie und Menschennähe" (Boucsein 2012, S. 634) muss mit gutdotierten, modernen Branchen um Auszubildende konkurrieren. Das gelingt eher schlecht. Bei den dreijährigen Pflegefachberufen der Rückgang der Absolventen um 15% zu verzeichnen (vgl. ebd.). Es droht der Pflegenotstand aufgrund Fachkräftemangels.

Pflegenotstände sind nichts Neues, eher „ein jahrzehntealtes Thema" (Jacobs 2012, S. 636), für das die Politik immer noch keine Lösung gefunden hat. Das 1995 als Schlüssel geschaffene SGB XI brachte keine Verbesserung der Situation. Nun könnte man überlegen, ob in der Philosophie des konservativkorporatistischen Staates die Überlegung zur Delegation dessen, was man nicht gut in den Griff bekommt, die Oberhand gewann.

Der deduktive Ansatz stützt die Hypothese. Es ist bekannt, dass eine Kammer sowohl bei der deutschen Ärzteschaft als auch bei der ausländischen Pflege funktioniert. Mit der Ärztekammer hat man einen kompetenten Ansprechpartner für alle Fragen rund um die medizinische Versorgung der Bevölkerung an der Seite. Der Minister wünscht sich in Pflegebelangen ebenfalls *den* kompetenten Ansprechpartner zur Unterstützung bei politischen Regelungen, das betonte Herr Schweitzer in einem Fernsehinterview des SWR nach der Verabschiedung des HeilBG durch den Ministerrat RLP am 03.06.2014.

Aus Sicht der Sozialpolitik gibt es gute Argumente für die LPFK. Sie entlastet nach Auffassung des Bundesverfassungsgerichts das Land als Gesetzgeber

„sachliche und örtliche Verschiedenheiten berücksichtigen zu müssen, die für ihn oft nur schwer erkennbar sind und auf deren Veränderungen er nicht rasch genug reagieren kann" (BVerfGE 33, S. 125ff, S. 156f zit. n. Roßbruch 2013, S. 538).

Das Land gewinnt statistische Vorteile. Die LPFK muss Daten der Pflegekräfte erheben und sie sowohl an die Gesundheitsämter als auch an Landesämter weiterleiten (§ 1 (5) HeilBG). Der Landesregierung liegen belastbare Zahlen für die sozialpolitische Planung frei Haus vor, die Ausbildungs- und Arbeitsmarktsituation ist besser einzuschätzen (vgl. Landesregierung RLP 10.06.2014, S. 9 Begründung). Das können selbst gut durchgeführte Studien nicht in selber Exaktheit leisten. Zudem würden diese den Landeshaushalt belasten.

In den Bundesländern Hamburg und Bremen haben Ministerien Berufsordnungen für Pflegekräfte vorgelegt. Jedoch scheint die Definition, was Pflege ist, nicht so einfach. Das MSAGD schreibt denn auch in die Begründung zur Novelle des HeilBG, dass niemand Pflege besser definieren und gestalten kann als die Pflege selbst (vgl. ebd.). In dem Kontext ist die Übertragung der Berufsaufsicht an die LPFK zu bewerten. Sie muss sicherstellen, dass Pflegefehler als solche erkannt und angemessen geahndet werden.

Die LPFK wertet die Pflege auf. Von der Stärkung des Berufsstandes verspricht sich die Landesregierung einen Gegenimpuls auf den Fachkräftemangel (vgl. ebd.).

Mit dem Erlass, der Umsetzung und Überwachung einer Weiterbildungsordnung übernimmt die LPFK eine Aufgabe des Landes. Bisher war das Bildungsministerium verantwortlich für die Überwachung der im Krankenpflegegesetz und im Altenpflegegesetz festgelegten Pflicht zur kontinuierlichen beruflichen Fort- und Weiterbildung. Im LWTG (Heimgesetz) ist dies ebenfalls gefordert, die Zuständigkeit dafür liegt direkt im MSAGD, das für die Errichtung der LPFK verantwortlich zeichnet.

Die Politik wertet Pflege vorwiegend als Kostenfaktor, dem unter zunehmendem ökonomischen Druck im Gesundheitssystem sozialpolitisch effizient zu begegnen ist. Die akademische Pflege konnte als Problemlöser Fuß fassen. Sie verschrieb sich in den 1990er Jahren der Idee, ökonomischer als die Medizin sein zu können (vgl. Krampe 2009, S. 249, 254). Das könnte sich nun rächen, denn die Pflege muss jetzt sehen, wie sie die Probleme bewältigt. Falls es schieflaufen sollte und die LPFK nicht den gewünschten positiven Effekt für die Pflege bringt, kann das Land die Schuld von sich weisen.

Sicher ist, dass die Landesregierung der Pflege mit der LPFK viele Möglichkeiten eröffnet, regulativ einzugreifen. Gleichzeitig bindet es die Pflege über die LPFK nah an sich, indem es die dortigen Pflegeexperten verpflichtet, dem Land bei allen pflegerelevanten Gesetzen und Verordnungen beratend zur Seite zu stehen (§ 3 HeilBG). Im besten Sinne entsteht eine *Win-Win-Situation* für beide Seiten. Das Aufzeigen der Einflussmöglichkeiten der LPFK auf die einzelnen Gesetze und Verordnungen wäre ein Forschungsdesiderat.

Im Anschluss zeichnet Kap. 6.2 die Perspektive der Pflegeempfänger und der Bevölkerung nach, zu deren Nutzen die Maßnahmen des Landes sein sollen.

6.2 Zweite Perspektive: Pflegeempfänger und Bevölkerung

Durch den demografischen Wandel und die zunehmende Berufstätigkeit von Frauen gab es gesellschaftliche Strukturveränderungen, die zu kompensieren sind. Was die Familien an Pflege auf informeller Ebene nicht mehr (alleine) leisten können, bedarf der Unterstützung durch professionelle Pflegekräfte. Die

LPFK erhält den Sicherstellungsauftrag für eine sachgerechte pflegerische Versorgung der Bevölkerung (vgl. Landesregierung RLP 10.06.2014, S. 4 Begründung). Die Aufwertung der Stellung der Pflege im Gesundheitswesen soll zum Gelingen beitragen. In Zukunft kann die LPFK direkt Einfluss im Sinne von anwaltlichem fürsorglichem Handeln zugunsten der Pflegeempfänger nehmen. Experten der LPFK definieren pflegefachliche Standards und pflegerische Qualitätskriterien. Es bleibt zukünftig nicht mehr Berufsfremden sowohl in den Ministerien als auch bei den Sozialversicherern überlassen.

Laut HeilBG sind aktuelle pflegewissenschaftliche Erkenntnisse in die sachgerechte pflegerische Versorgung einzubeziehen (vgl. ebd.). Aus dem Anspruch leitet sich die Förderung der Pflegewissenschaft ab. Es kann zukünftig nicht mehr ausreichend sein, sich auf ganz wenige drittmittelfinanzierte Pflegeforschungsprojekte zu beschränken und ggfs. auf pflegewissenschaftliche Qualifikationsarbeiten zurückzugreifen, falls diese publiziert sind. Wenn man Stellenwert und Volumen der Pflegeforschung mit der medizinischen Forschung vergleicht, gibt es noch viel zu tun. Bisher wirken die Bemühungen der Pflegeforschung eher wie ein Schwimmen gegen den Strom (vgl. Moers et al. 2011, S. 355). Das neue Gesetz bietet nun die Legitimation für die Intensivierung der Forschungsanstrengungen.

Die Aufnahme der Pflegeberufe in die Reihe der verkammerten Heilberufe und die Verpflichtung zur Zusammenarbeit der Kammern (§ 2 (2) Nr. 10 HeilBG) bietet die Chance, Versorgungsbrüchen entgegenzuwirken. Es schafft die Basis für eine nahtlosere und koordinierte Versorgung der Bevölkerung (vgl. ebd., S. 11 Begründung).

Gerade im häuslichen Bereich, aber auch in anderen Zweigen, übernehmen häufig ausländische Pflegekräfte die Pflege. Sprachbarrieren behindern oft die Pflegebeziehung. Um die Kommunikation mit den Pflegeempfängern als wesentlichen Bestandteil professioneller pflegerischer Arbeit sicherzustellen, ist zukünftig die Überprüfung der Sprachkompetenz ausländischer Pflegekräfte als Aufgabe der LPFK vorgesehen (§ 3 (2) Nr. 9 ebd.).

Pflegeempfänger und deren Angehörige haben kaum Mittel, bei eventuellen Pflegefehlern Gehör zu finden. In Ermangelung eines kompetenten Ansprechpartners werden lt. Angabe der Ärztekammer bei ihr jährlich ca. 500 Pflegefehler zur Anzeige gebracht. Das Vorgehen führt zu unbefriedigenden Ergebnissen, weil sich die Ärztekammer in pflegefachlichen Dingen nicht auskennt und zur Intervention bei Pflegekräften nicht befugt ist. Zukünftig gewährt die LPFK die sachgerechte Versorgung. Sie muss die Einhaltung der Berufspflichten überwachen und ggfs. Maßnahmen treffen (§ 3 (2) Nr. 4 HeilBG).

Die LPFK wird Beratungsstelle und Informationsquelle für Pflegebedürftige und Bevölkerung. Damit kann sie der Verstärkung des gesellschaftlichen Abseits von Pflegeempfängern (vgl. Monteverde 2013, S. 271) entgegenwirken. Sie steht

Au höhere Transparenz, Verlässlichkeit und effizienten Ressourceneinsatz. Sie dient der Patientensicherheit und dem Verbraucherschutz (vgl. Landesregierung RLP 10.06.2014, S. 9 Begründung).

Die LPFK kann zukünftig steuernd auf die Pflegepolitik einwirken und zwar sowohl auf die Strukturen als auch auf die Prozesse der Pflegequalität (§ 3 (3) HeilBG). Pflegende werden erstmals nicht nur für die Ausführung guter Pflege verantwortlich sein, sondern auch für die Gestaltung von Rahmenbedingungen (vgl. Roßbruch 2014, S. 54). Durch ihre Nähe zu den Pflegeempfängern wird deren Perspektive viel mehr Gehör finden. Die Auswirkungen werden den Pflegeempfängern unmittelbar zugute kommen.

Kapitel 6.3 nimmt nachfolgend die Perspektive der Pflegefachkräfte in den Blick, die die direkte Pflege gewähren.

6.3 Dritte Perspektive: Pflegefachkräfte

Dieses Kapitel widmet sich vorwiegend den Pflegefachkräften, die im direkten Kontakt zu den Pflegeempfängern stehen. Vielen von ihnen war (und ist) die Funktion und das Unterstützungspotenzial einer Pflegekammer nicht bewusst. Die durchgeführten Befragungen in verschiedenen Bundesländern und die Abstimmung in RLP (s. Kap. 6.3.3) zeigten ein erhebliches Informationsdefizit. In Schleswig-Holstein brachte die Selbsteinschätzung des Informationsstandes zur Pflegekammer mit 42% ein auffällig hohes Ergebnis bei den Uninformierten, 43% der Befragten schätzten ihren Informationsstand mittelmäßig ein, nur 15% berichteten über einen guten Informationsstand (vgl. Schmidt und Schneekloth 2013a, S. 6). In Niedersachsen hörten 30% der Teilnehmer gar durch die Befragung zum ersten Mal von einer Pflegekammer, 39% kannten sie nur dem Namen nach (vgl. Infratest dimap 2013, S. 6). Auch die Befragung in Bayern ergab kein anderes Bild (vgl. Schmidt und Schneekloth 2013b, S. 12). Weitere überall anzutreffende Ergebnisse bescheinigten bei Zunahme der Informiertheit die höhere Zustimmung zur Kammer. Je höher die Pflegefachkräfte in der Hierarchie angesiedelt waren, desto höher war die Zustimmungsrate.

Um die Perspektive der Pflegekräfte nachvollziehen zu können, bedarf es der genaueren Betrachtung der aktuellen Situation. Mit dem Frauenberuf Pflege verbinden sich Schwierigkeiten aber durchaus auch positive Aspekte (s. Kap. 6.3.1). Kapitel 6.3.2 liefert eine kurze Beschreibung der Probleme in den verschiedenen Bereichen der Pflege. Einfluss und Unterstützungspotenzial der LPFK zur Problembewältigung zeigen Kapitel 7 und 8.

6.3.1   Pflege: Frauenberuf mit Schwächen und Stärken

Die Pflege ist nach wie vor ein Frauenberuf. Es werden nicht nur Negativaspekte benannt, die in der Tradition begründet liegen (s. Kap. 4). Vielmehr zeigt das

Kapitel Perspektiven und Chancen auf, die dem Speziellen der Pflege zuzuordnen sind. Die LPFK hat die Aufgabe, dieses aufzunehmen.

In der Pflege sind starke geschlechtsspezifische Hierarchien zu Ungunsten
der Frauen zu verzeichnen, obwohl 85% der Pflegekräfte weiblich sind (vgl.
Borutta und Giesler 2006, S. 95). Sie resultieren zum einen auf Regeln, die von
außen einwirken, klassisch ist die weibliche Pflege der (noch) männlichen Medizin untergeordnet. Wie und ob sich das verändert, wenn die LPFK die Profession
Pflege auf Augenhöhe zur Medizin setzt und welche Einflüsse Faktoren wie der
Anstieg der Zahl von Ärztinnen haben wird, bleibt abzuwarten.

Die zweite, hausgemachte Problematik ist innerhalb der Pflege zu verorten.
Je verantwortungsvoller die Positionen, umso mehr häufen sich die Männer. In
der Altenpflege liegt die Quote der männlichen Heimleitungen bei 60% (vgl.
Borutta und Giesler 2006, S. 94).

Pflege ist sehr traditionell geprägt, alte Aufteilungen der Arbeit schwingen
unbewusst mit (vgl. ebd., S. 132). Das gilt sowohl für die Arbeit zum Gelder-
werb als auch für die Arbeit zuhause. Pflegende haben eine besondere Affinität
gegenüber der Betreuung der eigenen Familie. Falls die nicht gegeben sein sollte,
fühlen sie sich aufgrund des Berufs in die Rolle hineingezwungen (vgl. Radtke-
Röwekamp 2008, S. 246). Selbst bei Paaren, die beide in der Pflege arbeiten,
bleiben die Frauen zuhause, eine gleichmäßige Arbeitsteilung zwischen den
Geschlechtern ist selten. Frauen trauen es sich häufig nicht zu, den Karriereweg
einzuschlagen. Sie kämpfen nicht vehement genug dafür. Die eigene Karriere
ordnen sie oft den vielfältigen Familienaufgaben nach (vgl. Heitkötter et al.
2009, S. 10f). Die Entscheider, die die Stellen besetzen, führen die traditionellen
Entscheidungsmuster ständig weiter fort. Das Verhalten der Frauen wird als
Desinteresse, verbunden mit mangelnder Kompetenz bewertet. Männer werden
selbst bei geringerer formaler Eignung bevorzugt (vgl. Borutta und Giesler 2006,
S. 141). Männliche Entscheider wählen, oft unbewusst, ihr eigenes Geschlecht
(vgl. ebd., S. 150). Frauen haben mit dem *Glasdeckeneffekt* zu kämpfen (vgl.
ebd., S. 140). Gläserne Decken als Karrierehindernisse sind leicht zu übersehen,
aber nur schwer zu überwinden. Wenn überhaupt, gelingt Karriere unter Aufgabe
eigenen Nachwuchses oder nach der Familienphase (vgl. ebd., S. 161). Immer
mehr Frauen wollen aus der vordefinierten Rolle heraus und es den Männern
gleichtun. Sie geraten mit den Männern in den Wettbewerb um die gleichen
Aufgaben (vgl. ebd., S. 132). Dabei bleiben die den Frauen ehemals zugedachten
Aufgaben in der Familie und Gesellschaft übrig. Die Männer wollen sie auch
nicht übernehmen (vgl. Rabe -Kleberg 1997, S. 282ff). Gleichzeitig entsteht eine
Verschiebung der Wertschätzung dieser gesellschaftlichen Aufgaben. Weil sie
niemand machen möchte, erscheinen sie weniger wichtig und irgendwie neben-
her leistbar. Studien gehen jedoch davon aus, dass diese sogenannte Nichter-
werbsarbeit mehr als die Hälfte aller Arbeit der Gesellschaft umfasst. Der Ansatz

zur Behebung der sozialen Ungerechtigkeit durch das Angleichen der Frauenarbeit an männlichen Arbeits- und Lebensverhältnisse verstärkt als nichtintendierte Effekte die gesamtgesellschaftlichen Probleme (vgl. Rabe -Kleberg 1997, S. 278f).

Die kostengünstige oder sogar unentgeltliche Erbringung weiblicher Dienstleistungsarbeit wird immer unattraktiver, sowohl familiär als auch in Form professioneller Pflege (vgl. ebd., S. 282). Dadurch, dass die Arbeit liegenbleibt, wird die Gesellschaft ärmer. Es bleiben ungelöste Fragen sozialer Gerechtigkeit (vgl. Kohlen 2013, S. 69). Das Qualitätsproblem für alle Beteiligten entsteht durch die herrschende Zeitökonomie, die verursacht ist durch die fehlende Bereitschaft, finanzielle Ressourcen zur Kompensation bereitzustellen (vgl. ebd., S. 72). Der Sachwert Geld hat den Status eines moralischen Wertes angenommen. Das *Totschlagargument* lautet, die Kosten seien viel zu hoch, die Frage ist nur: Viel zu hoch im Vergleich zu was? Im Hintergrund tobt ein Macht- und Verteilungskampf (vgl. ebd.). Die soziale Problematik bedarf einer politischen Lösung, die weder theoretisch noch technisch sondern praktisch sein muss (vgl. ebd.). Pflege kann mit dem Konzept Care eine Lösung anbieten. Care spiegelt als Begriff die Komplexität all dessen, für das es Sorge zu tragen gilt, wieder (vgl. ebd., S. 74). Es ist der gegenläufige moralische Ansatz zum dominanten Diskurs um Autonomie als Selbstbestimmung des sozialliberalen Wohlfahrtsstaates. Gemeinsamkeit und Verbundenheit des Menschseins stehen zentral (vgl. ebd., S. 79). Eine Politik, die Care als Bezugsrahmen annimmt, erkennt und unterstützt die fürsorgliche Praxis einer Gesellschaft (vgl. ebd., S. 75), egal ob auf privater oder professioneller Ebene. Das bedeutet für Frauen in der Pflege, dass die gefühlt richtigen Entscheidungen, Kinder großzuziehen, die Eltern zu pflegen und in einem sozialen Beruf zu arbeiten, kein Karrierehindernis mehr sein dürfen. Die öffentliche Verantwortung ist im sozialliberalen Ansatz immanent, er darf jedoch nicht nur von männlich konnotierten „sozioökonomischen Kriterien und juristischen Diskursen geprägt" (Kohlen 2013) sein. Das traditionell Weibliche ist nicht abzuwerten, sondern als Ressource zu begreifen. Das gelingt, wenn die Gesellschaft ihre Werte entsprechend adaptiert, das Menschliche aus der Ausgrenzung holt und wieder in den Mittelpunkt stellt. Daraus ist eine soziale Praxis abzuleiten, die Frauen und somit die Pflege nicht genau wegen ihre wertvollen Eigenschaften diskriminiert, sondern sie bewusst einsetzt, um die gesellschaftlichen Aufgaben adäquat zu leisten. So wird die Gesellschaft wieder reicher. Zur Umsetzung ist jemand zu empfehlen, der aus der alltäglichen Praxis des Sorgens und Pflegens spricht (vgl. ebd., S. 81). Das Forum der entsprechenden Personen bietet die LPFK, wenn man das pflegespezifische Care im Blick behält und als besondere weibliche Ressource begreift.

Kapitel 6.3.2 beleuchtet die prekäre Situation in den verschiedenen Pflegebereichen.

6.3.2   Pflegepraxis: Aktuelle Situation in den Kernbereichen

Die Krankenpflege war seit dem zweiten Weltkrieg *der* Pflegeberuf. Die Krankheitsorientierung war zentral. Seit Ende der 1980er Jahre nutzt man zunehmend den Begriff Pflege, der alle pflegerischen Bereiche des deutschen Gesundheitssystems umfasst und in der Perspektive noch darüber hinausgeht. Allen Pflegeberufen gemein ist die Orientierung hin zur Gesundheitsförderung, Prävention und Beratung (vgl. Krampe 2009, S. 231). Für die Umsetzung im Pflegealltag fehlen jedoch ganz oft die zeitlichen und personellen Ressourcen. Die Gründe sind in den unterschiedlichen Pflegebereichen verschieden, deshalb werden Akutpflege und Langzeitpflege je separat betrachtet.

Akutpflege im Klinikbereich

Die Situation der Pflege in den Kliniken hat sich in den letzten zwei Jahrzehnten deutlich verschlechtert (vgl. ebd., S. 230). Das Tätigkeitsfeld der Praktiker direkt beim Patienten reduziert sich auf überwiegend handwerkliches Tun (vgl. Moers 1994, S. 159). Der Arbeitsablauf der Pflege ist dem Betriebsablauf der Klinik angepasst. Der wiederum gründet auf den Bedürfnissen der Medizin. Es bleibt kaum Zeit für Dinge über das *hands-on-nursing* hinaus und selbst das steht unter ständigen zeitlichen Druck. Beziehungsarbeit und Beratung in der Pflege ist kaum messbar. Sie werden darum auch und gerade von der Berufsgruppe selbst nicht als Arbeit angesehen (vgl. Bartholomeyczik 2007, S. 247).

Steigende Fallzahlen verbunden mit geringerer Verweildauer der Patienten sind dank schnellerer OP-Möglichkeiten und der Ökonomisierung durch die DRG-Pauschalen entstanden. Pflegerische Arbeit war in den medizinischen Fallpauschalen nicht abgebildet. Erst in letzter Zeit unternimmt man gewisse Anstrengungen, sie einfließen zu lassen.

Pflegepersonal dient zur Entlastung der Medizin (vgl. Hofmann 2012, S. 1161). Es ist dem ungeachtet in der Wahrnehmung der Betriebswirte der kaufmännischen Direktion der größte Kostenfaktor der Kliniken. Die Pflegepersonalregelung (PPR) von 1993 sollte einen hypothetischen Personalüberhang dokumentieren. Als sich entgegen der Annahme ein Personaldefizit abzeichnete, schaffte man sie schnell wieder ab (vgl. Krampe 2009, S. 230; (vgl. Hofmann 2012, S. 1163). Seit 1995 bauten Kliniken trotzdem 15% der Pflegestellen ab. Die Zahl des ärztliches Personals hingegen stieg um 25% (vgl. Tenbensel 2013, S. 168).

Die Technisierung der Medizin hat drastisch zugenommen, in den letzten 30 Jahren war sie die treibende Kraft des Wandels auch in der Pflege. Zunehmend werden teure Geräte angeschafft, für deren Bedienung spezialisiertes Personal ausgebildet werden muss. Frühgeborene als Beispiel haben immer früher eine gute Überlebenschance. Das ist nur durch hohen technisch-personellen Aufwand zu erreichen. Die Betreuung der Geräte delegiert die Medizin an die Pflege. Das erzeugt asymmetrische Abhängigkeit (vgl. Moers 1994, S. 161), die Pflege definiert sich über die medizinische Hilfstätigkeit.

Die Technisierung stellt jedoch auch höhere Anforderungen an die Pflege. Sie muss Menschen in wesentlich existenzielleren Situationen als früher, z.B. in maschineller Beatmung, bei Nierenersatzverfahren sowie bei invasiven Eingriffen begleiten und Wege für ein Leben mit der Krankheit aufzeigen. Trajekt-Konzepte der Pflege könnten unterstützen (Höhmann 2001, 2001), haben aber in Arbeitsabläufen von Kliniken und außerhalb noch kaum Fuß fassen können.

Pflegekräfte leiden unter der Arbeitsverdichtung. Zur Arbeitsentlastung reduzieren sie ihren Stellenumfang. Gesundheitliche Schäden sind an der Tagesordnung (vgl. Hofmann 2012, S. 1164). Es besteht akuter Handlungsbedarf (vgl. Tenbensel 2013, S. 168).

Langzeitpflege im stationären und ambulanten Bereich

Die Problemlagen in der Altenpflege differieren von denen der Krankenpflege, sind z. T. aber von ihnen verursacht. Die kurzen Verweildauern in den Kliniken bringen kränkere Menschen mit höherem Pflegebedarf in die Einrichtungen oder nach Hause. Das erfordert mehr Personal mit höherer pflegefachlicher Kompetenz, um den Grundsatz des Staates ambulant vor stationär quantitativ und qualitativ gut umsetzen zu können.

Dem Grundsatz ist die kürzere Verweildauer von Bewohnern in den stationären Altenpflegeeinrichtungen geschuldet. Pflegebedürftige Menschen bleiben solange es geht zuhause. Erst wenn die pflegerische Versorgung gar nicht mehr funktioniert, treten sie ins Heim ein. Viele sterben relativ bald. Was für die Pflegeempfänger von Vorteil ist, erschwert die tägliche Arbeit der Pflegekräfte. Sie haben es mit erheblich pflegebedürftigeren Menschen zu tun und müssen sich viel öfter mit dem Tod eines Bewohners auseinandersetzen (vgl. Simon et al. 2010, S. 186).

Im Gegensatz zur Krankenpflege ist die Altenpflege gesetzlich direkt angesprochen. Regelwerke in Rheinland-Pfalz sind das SGB XI und das LWTG-RLP (Heimgesetz). Das hier festgeschriebene Qualitätsmanagement prasselt in voller Wucht auf die Altenpflege ein. Kein anderer pflegerischer Bereich ist so verregelt und kontrolliert. Neben den beiden Gesetzeswerken bestehen weitere externe Kontrollanforderungen, u. a. des Gesundheitsamts, der *Bundesinteressenvertretung der Nutzerinnen und Nutzer von Wohn- und Betreuungsangeboten im Alter und bei Behinderung* (BIVA) *e.V.*. Sowohl solche privatrechtlichen Körperschaften, als auch öffentlich-rechtliche Körperschaften wie der MDK haben es sich zur Aufgabe gemacht, die pflegerische Arbeit zu überwachen. Als ob das nicht ausreichen würde, gibt es darüber hinaus interne Kontrollmechanismen mit denen die Einrichtungen ihre Qualität durch Zertifizierungen unter Beweis zu stellen suchen. Dazu gehören die DIN-ISO-Normen, die ursprünglich für die Industrie entwickelt wurden sowie diverse Zertifizierungsmöglichkeiten unterschiedlichster Anbieter (EFQM, KTQ, Diakoniesiegel, etc.). Weitere Anforderungen folgen sicher, ein Ende ist bisher nicht absehbar (vgl. Rothstein 2009, S. 20).

All den Instrumenten und Verfahren ist gemeinsam, dass sie für sich in Anspruch nehmen, zu definieren, was gute Pflege ist. Die Auslegungsspielräume divergieren jedoch aufgrund unterschiedlicher Blickwinkel erheblich (vgl. Rothstein 2009, S. 24). Pflegequalität bringen sie weder mit den zur Verfügung stehenden personellen und finanziellen Ressourcen noch mit den Wünschen und Anforderungen der Pflegeempfänger in Einklang (vgl. ebd.). Zusammengenommen verursachen sie eine dauernde Überforderung der Pflegekräfte. Der MDK ist das Negativ-Sinnbild des Kontrollwahns. Publikationen wie *Fragen Sie Ihre Patienten-bevor es der MDK tut* (Schrank 2004, 2004) u. ä. verstärken die Angst der Pflegekräfte.

Dabei sind die in den Prüfungen hinterlegten Parameter unrealistisch. Eine Pflegekraft hat bei den Rahmenbedingungen im Pflegeheim durchschnittlich 69 Minuten täglich für einen Pflegebedürftigen der Pflegestufe II zur Verfügung (vgl. Rothstein 2009, S. 22). Allein eine einzelne der mannigfachen pflegefachlichen Anforderungen an die Pflege kann das Zeitbudget aufbrauchen. In welcher Zeit die im Schnitt fünf bis sieben anderen zentralen Anforderungen pro Bewohner erledigt werden sollen, bleibt unbeantwortet. Engagierte Pflegepersonen sind gezwungen, in Dokumentationen zu lügen. Sie haben ein permanentes schlechtes Gewissen oder stumpfen ab, weil sie den Aufgaben nicht genügen (vgl. Rothstein 2009, S. 22). Bewusst sind die Ursachen den Pflegenden jedoch nicht.

Als *Hilfe* aus dem Dilemma ist zu beobachten, dass mehr und mehr originäre Pflegeleistungen an Hilfskräfte delegiert werden und zwar die, die über das SGB XI nicht als refinanzierbare Leistungen definiert sind. Dazu gehört die Beschäftigung und Aktivierung dementiell erkrankter Menschen. Das übernehmen sogenannte Alltagsbegleiter (§ 87b SGB XI). Die Fachpflege reduziert sich auf die Grundpflege wie Waschen und Anziehen.

Der Effekt wird sich durch das Pflegestärkungsgesetz 2015 noch verstärkt. Es strebt an, 20000 neue Betreuungskräfte zur *Entlastung* der Pflege einzustellen (§ 87b Gesetzentwurf der Bundesregierung 04.07.2014, S. 47). Diese Kräfte müssen lediglich eine dreimonatige Weiterbildung nachweisen. Von der Gesetzesänderung verspricht sich der Bund eine Entlastung der Arbeitslosenversicherung (vgl. ebd., S. 23) und eine Erhöhung der Einnahmen bei Sozialversicherungen und bei den Steuern (vgl. ebd., S. 28). Für die Pflege bringt es die zusätzliche Zersplitterung und den Verlust weiterer originärer pflegefachlicher Aufgaben. Ein weiterer Trend zur Deprofessionalisierung zeichnet sich ab.

Dass sich Pflegekräfte durch die geschilderten Schlaglichter im Berufsalltag als politisch ohnmächtig wahrnehmen und dem stressigen Arbeitsalltag nur noch nach Hause entfliehen wollen, verwundert kaum. Genauso wenig, dass unter den Bedingungen mit Nachwuchsschwierigkeiten und kurzer Berufsverweildauer zu kämpfen ist.

Die LPFK wird in der Langzeitpflege oft als neues Kontrollorgan wahrgenommen, bei dem man Mitglied werden muss und das man obendrein noch selbst zu finanzieren hat. Die Transferleistung der politischen Möglichkeiten einer LPFK gelingt selten. Viele bisherige Lösungen der Bundes- und Landesregierungen nach dem Prinzip „Ordre de Mufti" (Roßbruch 2014, S. 54), erwiesen sich schon zu oft als *Verschlimmbesserung.*

Das Bewusstsein der mannigfaltigen Problemlagen, die von außen nur schwer zu lösen sind, bewog die Landesregierung zum Agenda-Setting der Pflegekammer. Die LPFK hat hohes Unterstützungspotenzial im pflegerischen Arbeitsalltag über alle Bereiche der Pflege hinweg. Sie wird ein Kompetenzzentrum „welches Mitgliedern beratend zur Seite steht" (Landesregierung RLP 10.06.2014, S. 9 Begründung) (s. Kap. 7 und 8).

Letztendlich entscheidend für die Aufnahme des Lösungsansatzes Pflegekammer auf die politische Agenda des Landes RLP war das Votum der Pflege, darüber berichtet Kap. 6.3.3.

6.3.3   Abstimmung: Das Votum der Pflege in Rheinland-Pfalz

Die Verbände der Pflegeberufe sind in RLP im *Dachverband der Pflegeorganisationen* (DPO) zusammengefasst. Ein zentrales Anliegen des DPO ist die Errichtung der Pflegekammer in Rheinland-Pfalz. Immer wieder bekräftigte der DPO im zuständigen Ministerium für Soziales, Arbeit, Gesundheit und Demografie diese Forderung. Das Begehren unterstützten erstmalig alle in einem deutschen Landesparlament vertretenen Fraktionen (vgl. Faltin 2013b, S. 17).

Allerdings war man im MSAGD der Ansicht, die Errichtung der LPFK sei nur dann in Angriff zu nehmen, wenn eine breite Akzeptanz innerhalb der Berufsgruppe bestände (vgl. Weidner et al. 2013, S. 3). Im Dezember 2012 vergab das MSAGD deshalb den Auftrag zur Durchführung einer Abstimmung für oder gegen die Errichtung der Pflegekammer an das *Deutsche Institut für angewandte Pflegeforschung* (dip) in Köln. Bis März 2013 waren im zweistufigen Verfahren der Registrierung und Abstimmung „rund 44.500 berechtigte Personen als Angehörige oder Auszubildende der Pflegeberufe in Rheinland-Pfalz" (Weidner et al. 2013, S. 29) zur Teilnahme aufgerufen.

Da es bislang kein Register gibt, über das man Pflegekräfte hätte persönlich anschreiben können, wurden sie in einer groß angelegten Informationskampagne über die Ziele der Kammer und die Abstimmung informiert. Das geschah ehrenamtlich durch berufspolitisch engagierte Pflegekräfte unter gemeinsamer Federführung des MSAGD und des DPO in insgesamt mehr als 120 Informationsveranstaltungen landesweit. Ca. 15.000 Pflegekräfte wurden persönlich erreicht, 80000 Flyer verteilt und eine Homepage geschaltet. Es fand „eine bislang in Deutschland einmalige Mobilisierung in der beruflichen Pflege" (Weidner 2013, S. 29) statt.

Zur Sicherstellung, dass nur berechtigte Personen an der Abstimmung teilnahmen, mussten sich die Pflegekräfte in RLP registrieren lassen. Zugelassen waren Gesundheits- und Krankenpflegerinnen oder Pfleger, Gesundheits- und Kinderkrankenpflegerinnen oder Pfleger, Altenpflegerinnen oder Altenpfleger, Gesundheits- und Krankenpflegehelferinnen oder Helfer, Altenpflegehelferinnen oder Helfer und Auszubildende. Alle mussten den Nachweis zur Berufsgruppenzugehörigkeit über eine Kopie des Examens oder die Schulbescheinigung erbringen. Es war die Arbeitgeberbescheinigung einzureichen oder eine Erklärung auszufüllen, die besagte, dass man berentet oder freiberuflich in der Pflege tätig ist. Zudem musste sich entweder der Wohnort oder der Arbeitsort oder beides in RLP befinden.

Die Mitarbeitenden der Beratungs- und Registrierungsstelle (BRS) des dip beantworteten ca. 2.500 telefonisch und per Mail eingegangene Anfragen. Sie berieten neutral zu Fragen zum Registrierungsverfahren, zum Datenschutz und zu Struktur und Aufgaben der Kammer (vgl. Weidner et al. 2013, S. 5). Festzustellen war großer Informationsbedarf, dem die Gründungskonferenz als Informationsprojekt seit 2013 entgegenwirkt (s. Kap. 2).

Insgesamt ließen sich 9311 Pflegekräfte registrieren. 7044 beruflich Pflegende nahmen an der Abstimmung teil, 7033 Stimmen waren gültig. 5335 (75,9%) Personen stimmten der Errichtung einer Pflegekammer in Rheinland-Pfalz zu, 1.698 (24,1%) lehnten sie ab.

Anhand der berufsbiografischen Daten war die detaillierte Ergebnisanalyse möglich. Die zugrunde gelegten Zahlen der Pflegekräfte beruhen auf Hochrechnungen. Mehr als 76% der registrierten Personen kamen aus der Gesundheits- und Krankenpflege, sie war leicht überrepräsentiert. 11% kamen aus der Altenpflege und waren leicht unterrepräsentiert. 7% Gesundheits- und Kinderkrankenpflegekräfte repräsentierten die Grundgesamtheit. Der Anteil der Helferberufe lag bei repräsentativen 3,8% (vgl. ebd., S. 14f). Alle Berufsgruppen stimmten der Pflegekammer mehrheitlich zu. Die höchste Zustimmungsrate hatte die Gesundheits- und Kinderkrankenpflege mit 79,5%, dicht gefolgt von der Gesundheits- und Krankenpflege mit 76,3%. Die Krankenpflegehilfe sprach sich mit 67,7% für die Kammer aus, die Altenpflegehilfe mit 73,1% und die Altenpflege mit 75,0% (vgl. ebd., S.27). Die Abstimmenden waren zu 80,8% weiblich und zu 19,2% männlich. Die Zustimmung war unter jüngeren, weiblichen Pflegenden etwas stärker als bei älteren, männlichen (vgl. ebd. S. 29). Mit 93,5% lag die

Bejahung bei den Auszubildenden am höchsten (ebd., S. 30). Das positive Votum der Pflege startete die Politikformulierung (s. Kap. 7).

Die Angaben der Teilnehmenden mussten aus datenrechtlichen Gründen nach der Auswertung vernichtet werden. Sie durften nicht als erstes *Pflegeregister* genutzt werden. Die LPFK wird eine erneute Registrierung ihrer Mitglieder durchführen müssen.

7 Politikfeldformulierung: Novelle des Heilberufsgesetzes Rheinland-Pfalz

Die Entscheidung zur Errichtung einer Pflegekammer unterliegt dem Länderrecht. Seit zwei Jahren verdichten sich die politischen Initiativen deutschlandweit. Nachdem die rechtliche Zulässigkeit der Verkammerung über verschiedene Gutachten geklärt war (Kap. 7.1), sah sich Minister Schweitzer nach dem positiven Votum der Pflegenden in der politischen Pflicht. Im Policy Cycle folgt als nächster Schritt die Politikformulierung. Für die Pflegekammer in RLP ist das die Novelle des Heilberufsgesetzes (HeilBG) (Kap. 7.2). RLP ist bei der Umsetzung der Pflegekammer Vorreiter bundesweit, einige andere Bundesländer befinden sich auch auf dem Weg. So führten Niedersachsen, Schleswig-Holstein, Bayern, Hamburg und Mecklenburg-Vorpommern Befragungen der Pflegenden durch, Berlin wird Ende des Jahres folgen. Das schleswig-holsteinische Gesetzgebungsverfahren läuft ebenfalls. In den anderen Ländern gibt es unterschiedliche Aktivitäten, ein runder Tisch Pflege in Niedersachsen und Bayern, eine Enquetekommission in Baden-Württemberg. Ein Dominoeffekt deutet sich an.

Für die gesetzliche Verortung der LPFK geht RLP den einzig konsequent-logischen Weg. Da die Pflege ein anerkannter Heilberuf ist, wird sie mit allen Rechten und Pflichten ins HeilBG aufgenommen (s. Kap. 7.3). Es wird keine Sonderlösung für die Pflege geben, wie es in der Vergangenheit schon so oft der Fall war (z. B. die besondere Ausbildungsform, die gelockerten Arbeitsschutzbestimmungen). Das MSAGD verwahrt sich gegen eine sog. *Kammer-Light-Lösung*. Es will sicherstellen, dass die Pflege von den anderen Heilberufen auf Augenhöhe wahrgenommen und als gleichberechtigter Partnerin gehört wird.

7.1 Pflegekammer; Beurteilung der Rechtmäßigkeit

Lange bevor sich RLP auf den Weg machte, die Pflegekammer zu errichten, wurden von verschiedenen Stellen Gutachten zur Rechtmäßigkeit einer solchen Institution in Auftrag gegeben. (Seewald 1998) prüfte *Die Verfassungsmäßigkeit der Errichtung einer Kammer für Pflegberufe im Freistaat Bayern*, (Igl 2008) schrieb ein *Gutachten zur öffentlich rechtlichen Regulierung der Pflegeberufe* im Auftrag des Deutschen Pflegerat e.V., (Hanika 2010b, 2010a) erstellte ein *Rechtsgutachten zu verfassungsrechtlichen Vorbehalten auf Bundes- und EU-Ebene*. Der bpa forderte 2012 ein Gutachten an. Das jetzt erschienene Buch ist bezüglich der aufgezeigten Gefahren beachtenswert (Martini 2014). All diese Rechtsgutachten waren grundlegend für den Entwurf des HeilBG. Die Kernaussagen der Gutachten sind nachfolgend aufgeführt.

■ Es liegen keine verfassungsrechtlichen Bedenken oder EU-rechtliche Bedenken gegen die Errichtung einer Pflegekammer vor (vgl. Hanika 2010b,
2010a).

■ Eine Kammermitgliedschaft ist nicht abhängig von einer freiberuflicher
Tätigkeit (vgl. Igl 2008).

■ Vorbehaltliche Aufgaben für die Pflege bestehen rudimentär, eine Erweiterung ist möglich (vgl. ebd.).

■ Das Zugestehen einer Verordnungsfähigkeit ist rechtlich möglich (vgl.
ebd.).

■ Die Beteiligung an Gremien der Normsetzung wie z.B. des g-ba ist möglich
und erstrebenswert (vgl. ebd.)

■ Die Pflichtmitgliedschaft als Eingriff in die Vereinigungsfreiheit des Einzelnen (Art. 9 Abs. 1 GG) ist zum Wohle der Allgemeinheit zulässig (vgl.
Roßbruch 2013, S. 531). Das bestätigte der Europäische Gerichtshof (vgl.
ebd. S. 532).

„Nach Auffassung des Bundesverfassungsgerichts soll durch die Übertragung hoheitli-
cher Funktionen auf die Kammer erreicht werden, die 'gesellschaftlichen Kräfte' zu
aktivieren, **den entsprechenden gesellschaftlichen Gruppen die Regelung solcher
Angelegenheiten, die sie selbst betreffen und die sie in überschaubaren Bereichen
am sachkundigsten beurteilen können, eigenverantwortlich zu überlassen** und
dadurch den Abstand zwischen Normgeber und Normadressat zu verringern. Zugleich
wird der Gesetzgeber davon entlastet, sachliche und örtliche Verschiedenheiten berücksichtigen zu müssen, die für ihn oft schwer erkennbar sind und auf deren Veränderungen er nicht rasch genug reagieren kann" (BVerfGE 33, 125 ff S. 156 zit. n. Landesregierung RLP 10.06.2014, S. 6 Begründung, Hervorhebungen im Original).

Der Landesregierung ist als „gesundheitspolitische Entscheidung und durch
Landesrecht möglich" (ebd.), dieser Empfehlung zu folgen. Die stärkere Einbindung der Pflegekräfte in Politikgestaltungsprozesse durch demokratische Strukturen, wie die LPFK eine sein wird, ist nach Auffassung der EU-Kommission im
Sinne des Subsidiaritätsprinzips und der Verhältnismäßigkeit sogar angezeigt
(vgl. ebd., S. 7).

7.2 Heilberufsgesetz: Rechte und Pflichten für die Pflegefachkräfte

Das HeilBG schreibt für alle Heilberufskammern die gleichen Rechte und Pflichten vor. Der Grundsatz gewährleistet die oft zitierte Verortung der Pflege auf
Augenhöhe zur Medizin (zumindest in rechtlicher Hinsicht). Alle dreijährig

ausgebildeten Gesundheits- und Krankenpflegekräfte, Gesundheits- und Kinderkrankenpflegekräfte und Altenpflegekräfte, die ihren Beruf ausüben, werden ab dem 01.01.2016 Pflichtmitglied in der LPFK RLP (§ 1 (1) Nr. 5-7 HeilBG). Sie sind verpflichtet, sich bei der LPFK registrieren zu lassen (ebd. (5) Nr. 2). Mit der Mitgliedschaft ist ein Pflichtbeitrag verbunden, der sozial verträglich zu staffeln ist, damit er die Pflegekräfte nicht überfordert (§ 16 (1) Nr. 2 ebd.).

Ihren Beruf ausüben ist bewusst weit gefasst. Es enthält alle Bereiche, in denen eine pflegefachliche Qualifikation erforderlich ist und meint nicht nur die Pflege im direkten Patientenkontakt. Kammermitglieder werden auch alle Pflegefachkräfte im Management von Einrichtungen der Pflege, in Ausbildungsstätten der Pflege, in Pflegestützpunkten und vielen weiteren Bereichen (vgl. § 1 (2) Nr. 1 ebd.). Lediglich Pflegefachkräfte, die nicht oder nicht mehr in RLP arbeiten und solche, die in pflegefremden Tätigkeitsfeldern wirken, sind von der Pflichtmitgliedschaft ausgeschlossen. Ihnen steht die freiwillige Mitgliedschaft offen (§ 1 (3) Nr.1 ebd.). Ebenfalls freiwilliges Mitglied können Auszubildende werden (ebd. (2) Nr. 2). Grundständig akademisch qualifizierten Pflegekräften ohne Berufsausbildung kann die Mitgliedschaft von der LPFK ermöglicht werden (ebd. (3) Nr. 3-5).

Die Pflegefachkräfte erhalten mit der LPFK „die eigene institutionelle Berufsvertretung gegenüber Staat, Gesellschaft und Partnerinnen und Partnern im Gesundheitswesen" (Landesregierung RLP 10.06.2014, S. 4 Begründung), in der sie mitentscheiden und selbst über ihre Angelegenheiten bestimmen können. Die LPFK setzt die Berufsordnung fest, die alle Mitglieder zu befolgen haben (§ 15 (4) Nr. 4 ebd.). Einerseits ist das die Verpflichtung der einzelnen Pflegekraft, andererseits die Definition dessen was Pflege ist und die Abgrenzung zu dem, was Pflege nicht ist. Die LPFK hat das Recht, pflegeprofessionelle Standards zu definieren. Es ermöglicht die Abgrenzung zu Arbeiten, die nicht zur Pflege gehören und die Festlegung von zeitlichen und personellen Ressourcen zur Erbringung der professionellen pflegerischen Arbeit. Falls die Arbeitsbedingungen es nicht zulassen, die Pflege angemessen durchzuführen, kann das Mitglied die LPFK einschalten. Sie sucht dann den Kontakt zum Arbeitgeber. Dabei hat sie das Recht auf die Lösungssuche im Gespräch, jedoch nicht zu Sanktionen gegen den Arbeitgeber.

Die LPFK schreibt berufsfachliche Standards fest, Mitglieder können mitwirken und ihre fachliche Perspektive einbringen. Standards und Qualitätskriterien pflegerischen Handelns werden nicht mehr von oben diktiert. Pflegende haben das Recht und die Pflicht, sie selbst festzulegen und weiterzuentwickeln (vgl. ebd.). Dieses ehrenamtliche Engagement ist nachdrücklich gewünscht. Die Mitglieder können sich zu allen berufsfachlichen, berufsethischen und berufsrechtlichen Fragen Rat bei der LPFK zu holen. Der LPFK obliegt die Pflicht, die Mitglieder zu informieren (§ 3 (3) Nr. 14 ebd.).

Für berufsübergreifende Regelungen im Gesundheitswesen arbeitet die LPFK mit den anderen Heilberufskammern zusammen. Auch hier besteht die Möglichkeit für die einzelne Pflegekraft, sich mit ihrem Wissen einzubringen (§ 3 (2) Nr. 2 ebd.).

7.3 Kammererrichtung: Legislativer Prozess

Das positive Votum der Pflegenden zur Errichtung einer Pflegekammer in RLP setzte einen verwaltungsjuristischen Prozess in Gang. Die Landesregierung ordnet die Errichtung in einem Hoheitsakt der Legislative an. Zuständig ist das MSAGD. Grundlage der nachfolgenden Beschreibung bis zum Einbringen des Gesetzentwurfes bilden die Aussagen der Mitarbeitenden des MSAGD und das beobachtete Vorgehen. Eine aktuelle, öffentlich zugängliche Verordnung liegt nicht vor. Der Zugriff auf interne Dokumente ist aus rechtlichen Gründen nicht möglich.

Die Aufnahme der Pflege ins HeilBG erforderte eine umfassende Überarbeitung des Gesetzes von 1978. Darüber hinaus gab es diverse Änderungswünsche der anderen Heilberufskammern. Die fanden ebenfalls Berücksichtigung. Aufgrund des Umfangs war eine Gesetzesnovelle zu erstellen.

Der erste Referentenentwurf lag im August 2013 vor. Er bestand aus der 98 seitigen Novelle, einer 185 seitigen Synopse, die den alten Gesetzestext dem neuen gegenüberstellte, und einer 77 seitigen Begründung. Der Entwurf wurde 76 relevanten Stellen zur Vernehmlassung geschickt. Dazu gehörten alle bestehenden Heilberufskammern, juristische Fachexperten für Kammerrecht sowie diverse Institutionen der Pflege: Das waren u.a. die Trägerverbände, die Hochschulen mit pflegerischen Studiengängen, die Berufsverbände, die Gewerkschaften und die Gründungskonferenz. Alle angeschriebenen Personen und Institutionen waren aufgefordert, bis Ende Oktober 2013 eine Stellungnahme abzugeben.

Das zuständige Referat des MSAGD sichtete die eingegangenen Stellungnahmen. Es prüfte die Änderungswünsche auf Plausibilität und Legalität und fügte sie ggfs. ein. Danach legte es den Entwurf dem Kabinett zur ersten Begutachtung vor. Es verwies ihn zur rechtlichen Überprüfung an das Justizministerium. Nach Prüfung und Einfügung aller nötigen Änderungen, ging der Entwurf zurück ins Kabinett. Am 03.06.2014 verabschiedete es die Novelle. Der Entwurf wird seit dem 10.06.2014 als offizielle Drucksache 16/3626 geführt.

Die Landesregierung brachte das Gesetz am 25.06.2014 in die 72. Plenarsitzung des rheinland-pfälzischen Landtags ein (§ 51 (3) GGO LT RLP) und legte es zur ersten Beratung vor (§ 53 ebd.). Minister Schweitzer und die Sprecherinnen und Sprecher aller politischen Fraktionen im Landtag betonten einhellig die Zustimmung zur Errichtung der LPFK in RLP. Sie bekundeten, dass „heute ein guter Tag für die Pflege sei" (Hedi Thelen, sozialpolitische Sprecherin der CDU-

Fraktion). Zentral ist die Weiterentwicklung der Pflege und „die gewachsene Bedeutung der Kranken- und Altenpflege für das Gesundheitswesen" (Landesregierung RLP 10.06.2014, S. 1). Die Neubestimmung der Rolle der Pflege im Gesundheitswesen und die Stellung auf einer Ebene mit den anderen Heilberufen, insbesondere der Ärzteschaft, seien mit der Überführung in die Selbstverwaltung erreicht.

Nach knapp 30 minütiger Debatte verwies der Landtag den Gesetzentwurf federführend in den *Sozialpolitischen Ausschuss* (SOPO) und den Rechtsausschuss zur Beratung (§ 54 GGO LT RLP). Der SOPO kündigte für Oktober 2014 eine Anhörung zur Pflegekammer an. Dazu wird er die betroffenen Parteien laden. Sie werden gehalten, im Vorfeld eine schriftliche Stellungnahme abzugeben. In der Sitzung werden sie nochmals befragt.

Nachdem der SOPO die vorgebrachten Aspekte bearbeitet haben wird, wird der Vorsitzende den Gesetzesentwurf als Beschlussempfehlung (§ 55 (1) ebd.) zur zweiten Beratung in den Landtag einbringen. Der Ausschuss kann den Gesetzentwurf unverändert einbringen, Änderungen oder eine komplette Neufassung empfehlen. Die Beschlussempfehlung wird als Landesdrucksache veröffentlicht (§ 60 (4) ebd.), sie muss den Abgeordneten vor der zweiten Beratung schriftlich vorliegen (§ 55 (1) ebd.).

Jedes Mitglied des Landtags und alle Fraktionen haben zudem das Recht, Änderungsanträge einzubringen (§ 58 (1) ebd.). In der zweiten Beratung wird über den Gesetzentwurf und die Beschlussvorlage des Ausschusses und ggfs. vorliegende Änderungsanträge beraten. Der Entwurf kann nochmals an die Ausschüsse zurücküberwiesen werden (§ 55 (7) ebd.). Dann reiht sich eine dritte Beratung nach gleichem Verfahren an. Falls das nicht nötig wird, folgt der zweiten Beratung direkt die Schlussabstimmung. Die Abstimmung findet aus heutiger Sicht im November 2014 statt[1]. Es ist mit der Annahme des Gesetzes zu rechnen, da sich im Vorfeld alle Fraktionen für die LPFK aussprachen.

Der SOPO kann eine Überprüfung der Bewährung des Gesetzes in der Praxis vorschlagen (§ 76 (1) ebd.). Dem muss der Landtag zustimmen (§ 55 (3) ebd.).

Das Gesetz wird im Gesetz- und Verordnungsblatt des Landes Rheinland-Pfalz veröffentlicht. Es soll zum 01.01.2015 in Kraft treten.

---

1   Die abschließende Abstimmung fand am 17.12.2014 im Landtag statt (s. Kap.11).

8 Implementierung: Errichtung der Landespflegekammer Rheinland-Pfalz

Die Errichtung der LPFK bewirkt eine Verringerung des Abstands zwischen Normgeber und Normadressat (Begründung Landesregierung RLP 10.06.2014, S. 6). Der zweistufige Implementierungsprozess startet im Januar 2015. Die erste Stufe bildet der *Gründungsausschuss* (GA). Einberufung und Aufgaben sind im Kapitel 8.1 nachzulesen. Die eigentliche Landespflegekammer (LPFK) als zweite Stufe löst den GA 2016 ab. Die Aufgaben sind sehr vielfältig, Kapitel 8.2 geht zusammenfassend auf die Kernelemente ein. Es wird ein Strukturentwurf vorgestellt, der nicht im HeilBG festgeschrieben ist, aber für den Implementierungsprozess entscheidend sein wird. Einen ähnlichen Entwurf könnte die Gründungskonferenz dem Gründungsausschuss als Empfehlung mit auf den Weg geben.

Der Schwerpunkt der Argumentation der Verfasserin liegt darin, bei beiden Gremien das Spezifische der Pflege sichtbar zu machen. Die Intention durchzieht all ihre Entwürfe zu Kammerstrukturen und zu Satzungen für den GA und die LPFK und die komplette Öffentlichkeitsarbeit der Gründungskonferenz. Ob sich die Intention allerdings durchsetzen kann, bleibt abzuwarten. Es drohen einige Gefahren, die diese Vorstellung ad absurdum führen und die LPFK zur Belastung für die Pflege machen könnten (Kap. 8.3).

8.1 Gründungsausschuss: Einberufung und Aufgaben

Voraussichtlich im Spätherbst 2014 wird die Novelle des HeilBG vom Landtag verabschiedet. Das Inkrafttreten ist für den 01.01.2015 vorgesehen. Minister Schweitzer (MSAGD) wird den Gründungsauschuss (GA) der Landespflegekammer berufen. Die Mitglieder des GA bestellt das MSAGD aus dem Kreis der zu verkammerten Berufsgruppen Krankenpflege, Altenpflege und Kinderkrankenpflege. Jede Gruppe muss mit mindestens einem Mitglied vertreten sein. Die in RLP ansässigen Gewerkschaften und Berufsverbände der Pflege schlagen die Personen vor (§ 111 (2) HeilBG). Das Gesetz empfiehlt 9 bis 13 Mitglieder (vgl. ebd.). Wegen der umfangreichen Aufgaben favorisiert man 13 Personen.

Der GA nimmt zum 02.01.2015 unter der Rechtsaufsicht des MSAGD als Körperschaft des öffentlichen Rechts (§ 111 (3) ebd.) seine Arbeit auf. Über eigene finanzielle Mittel verfügt er nicht. Die Beitragspflicht der in 2015 registrierten Mitglieder beginnt erst 2016 mit Errichtung der LPFK (§ 111 (1) ebd.). Deshalb ist die Finanzierung über Kredite zu decken. Eine Körperschaft des öffentlichen Rechts ist kreditwürdig, da das Land für sie bürgt. Darum ist der GA als Geschäftspartner für Banken interessant.

Hauptaufgaben des GA sind die Registrierung der Berufsangehörigen und die Durchführung der ersten Kammerwahlen im Herbst 2015. Die Wahl der Vertreterversammlung ist so zu planen, dass sie im Januar 2016 zusammentreten kann (vgl. ebd. (7)). Bis dahin hat der GA die Befugnisse und Aufgaben der LPFK wahrzunehmen, „soweit dies im Rahmen der Errichtung der Landespflegekammer Rheinland-Pfalz erforderlich ist" (§ 111 (3) ebd.).

Zu diskutieren bleibt, was genau für den GA nötig sein wird. Eine Möglichkeit wäre die alleinige Beschäftigung mit der Registrierung und der Kammerwahl. Der GA als Ansprechpartner für die Pflege direkt von Beginn an, wäre die zweite Option. Dabei müsste man signalisieren, dass sich die Dienst- und Serviceleistung der LPFK im Aufbau befindet. Es scheint essenziell, dass schon der GA im beschränkten Umfang für pflegefachliche, pflegeethische und pflegerechtliche Fragen zur Verfügung steht. Ansonsten könnte von Anfang an Unmut bei den Pflegefachkräften entstehen, weil die Versprechen der Informationskampagne nicht eingehalten werden. Es ist ungewiss, ob Verständnis für die Aufbausituation vorhanden ist und ein Vertrösten auf 2016 akzeptiert wird.

Der GA besteht aus der strategischen und der operativen Einheit. Die strategische Einheit umfasst die berufenen Mitglieder. Zum Vorstand wählt der GA einen Vorsitzender nebst Stellvertretung und zwei weiteren Mitglieder. Er vertritt den GA gerichtlich und außergerichtlich (vgl. ebd. (4)). Die Geschäftsstelle ist die operative Einheit. Der Zusammentritt der Vertreterversammlung löst den GA auf, Rechte und Pflichten gehen auf die LPFK über.

Alle Berufsangehörigen der Gesundheits- und Krankenpflege, der Gesundheits- und Kinderkrankenpflege sowie der Altenpflege, die in RLP ihren Beruf ausüben, sind zu registrieren (vgl. ebd. (5)). Sie müssen Namen, Anschrift, Geburtsdatum und Arbeitsort mitteilen sowie die Berechtigung zur Berufsausübung und zur Führung der Berufsbezeichnung nachweisen. Der GA forciert die Registrierung durch „geeignete Informationsmaßnahmen" (ebd.). Die Gründungkonferenz plant dazu die dritte Kampagne ab Herbst 2014.

Falls sich beim Registrieren der Berufsangehörigen Schwierigkeiten abzeichnen, die zur Verzögerung der Kammeraufbaus führen könnten, ist der GA ermächtigt, die nötigen Daten über die Einrichtungen als Arbeitgeber einzuholen (vgl. § 111 (5) HeilBG).

Trotz aller Maßnahmen ist nicht davon auszugehen, dass alle Berufsangehörigen bis zur Wahl ermittelt sein werden. Die weitere Registrierung geht nach Auflösung des GA an die LPFK über. Die Mitwirkung der Arbeitgeber kann bis Ende 2016 eingefordert werden (vgl. ebd. (6)). Das MSAGD unterstützt den GA in fachlichen und organisatorischen Fragen. Die anderen Heilberufskammern sind gehalten, beim Aufbau ebenfalls behilflich zu sein. Das Hinzuziehen externer Sachverständiger, wie z. B. Rechtsberater, ist möglich (vgl. ebd. (8)).

8.2 Landespflegekammer: Strukturentwurf der Kernelemente

Die LPFK setzt die Arbeit des GA fort. Die Kammermitglieder wählen die berufsständische Vertretung als urdemokratisches Organ für fünf Jahre. Mit Zusammentritt der ersten Vertreterversammlung voraussichtlich 2016 nimmt die LPFK die Arbeit auf. Als Körperschaft des öffentlichen Rechts (vgl. § 2 HeilBG) bleibt sie Teil der öffentlichen Gewalt. Sie ist im besonderen Maße an Recht und Gesetz gebunden und dem Gemeinwohl unterstellt.

Es wird nun ein unverbindlicher Entwurf skizziert, der einen Überblick darüber gibt, wie die LPFK aussehen könnte. Grundlage dafür ist sind die subjektiven Einschätzungen der Verfasserin aus Perspektive der Pflege. Natürlich hatten Anregungen aus den Diskussionen und internen Entwürfen der Arbeitsgruppen der Gründungskonferenz Einfluss auf diese Einschätzungen. Es handelt sich aber keinesfalls um offizielle Empfehlungen der GK, die heute noch gar nicht existieren. Sie sind von der Gründungskonferenz im Spätherbst zu konsentieren.

Die Paragrafen des HeilBG legen die Kernelemente der pflegerischen Selbstverwaltung fest, sie sind als Quelle benannt. Die Abläufe des GA finden ihre stringente Fortführung, sie werden nicht nochmals beschrieben (s. Kap. 8.1).

Die LPFK besteht aus einer hauptamtlichen und einer ehrenamtlichen Struktur. Die ehrenamtliche Struktur füllen die Kammermitglieder mit Leben. Sie umfasst die Vertreterversammlung (§ 9 HeilBG), den aus ihr gewählten Vorstand (§ 10 ebd.) und die Ausschüsse z.B. zu den Grundsatzfragen der Pflege in Gebieten wie Bildung, Qualität, Ethik, Gesundheitsförderung, Pflegewissenschaft, etc. Überall können sich Pflegefachkräfte einbringen.

Die hauptamtliche Struktur bildet die Geschäftsstelle mit der Geschäftsführung. Ihr unterstehen verschiedene Geschäftsbereiche, die die Kernelemente des HeilBG beinhalten. Die Geschäftsbereiche arbeiten eng mit den Ausschüssen zusammen. In Gremien und Beiräten sind je nach Thematik die zugehörigen Geschäftsbereiche vertreten.

Die LPFK braucht einen administrativen Geschäftsbereich, der sich um die Registrierung und die Verwaltung des Mitgliederverzeichnisses (§ 3 (8) ebd.), die Beitragserhebung, die Organisation, den Haushalt und die Buchhaltung sowie interne Dienstleistungen kümmern wird. Kammermitglieder bekommen von hier ihre Heilberufsausweise (§ 3 (2) Nr. 11 ebd.).

Inhalt eines zweiten Geschäftsbereichs ist die Öffentlichkeitsarbeit. Dieser Bereich gewährleistet die Präsenz der LPFK bei den Pflegefachkräften überall im Land und steht mit den Hochschulen der Pflege in Verbindung. Er zeichnet für die Pressearbeit, die Homepage der LPFK und das Mitteilungsblatt verantwortlich (§ 3 (2) 14 ebd.).

Der dritte Bereich bietet die pflegefachliche Unterstützung an. Anzusiedelnde Aufgaben sind die Erstellung der Berufsordnung (s. Kap. 7.2), die Entwicklung von pflegefachlichen und pflegeethischen Standards und die Beantwortung von Grundsatzfragen der Pflege. Dazu arbeitet er eng mit den Ausschüssen zusammen. Es ist eine Servicestelle für die Mitglieder einzurichten, die zur Beantwortung der Fragen aus den Bereichen Pflege, Pflegeethik und Pflegerecht zur Verfügung stehen wird und bei Bedarf Dokumente und Materialien ausgibt. Eine ähnliche Beratungsstelle ist für Fragen der Bevölkerung aufzubauen. Im Bereich Ethik ist eine Ethikkommission der Pflege zu gründen (§ 6 (1) ebd.). Sie könnte ethische Konsildienste in den Einrichtungen anbieten (s. Kap. 4.3). Ein Mitglied der LPFK ist in die Ethikkommission der Ärzte zu entsenden (§ 6 (2) ebd.).

Ein vierter Bereich stellt die berufsrechtliche Unterstützung der Pflegekräfte sicher. Er beinhaltet die berufsrechtliche Beratung, die z.B. ein Fachjurist abdecken könnte. Er agiert als externer Sachverständiger. Der Schlichtungsausschuss (§ 7 ebd.) dient zur Beilegungen von Streitigkeiten zwischen Kammermitgliedern untereinander oder mit Dritten, wie z. B. Pflegeempfängern. Er ist auch dem Bereich zuzuordnen.

Ein fünfter Bereich wäre für die Bildung zuständig. Erste im HeilBG definierte Aufgabe der LPFK ist die Organisation und Regelung der beruflichen Fort- und Weiterbildungsstruktur für die Mitglieder bis Juli 2017 (§ 107 (2) ebd.). Es muss entschieden werden, ob die LPFK selbst Fortbildungen und Weiterbildungen anbieten möchte. Jedenfalls wird sie für die Abnahme der Weiterbildungsprüfungen und die Registrierung aller Bildungsmaßnahmen verantwortlich sein. Die Abbildung der Leistung ist über ein Punktesystem zu denken. Den Pflegefachkräften wird sie Informationen über ihr Fort- und Weiterbildungskonto zur Verfügung stellen und bei Bedarf Bescheinigungen darüber ausstellen. Die bisher staatlichen Aufgaben werden aus der öffentlichen Verwaltung ausgegliedert und der LPFK übertragen. Zur Förderung der Qualität zertifiziert die LPFK Fort- und Weiterbildungsmaßnahmen und hinterlegt sie mit Fortbildungspunkten (§ 3 (2) ebd.). Zur Erleichterung der Teilnahme soll eine Online-Fortbildungsplattform errichtet werden.

Die LPFK wird in allen gesundheitspolitischen Gremien des Landes vertreten sein und so auf pflegerelevante und berufspolitische Entwicklungen Einfluss nehmen. Pflegeexperten sind in legislative Prozesse einzubeziehen (§ 3 ebd.), die LPFK stellt sie zur Verfügung.

Für die Organisation der Kernelemente ist die hauptamtliche Struktur verantwortlich, die thematische Umsetzung kann ehrenamtlich arbeitenden Mitgliedern übertragen werden. Bei der Aufgabenerfüllung ist die Kooperation auf Augenhöhe mit den anderen verkammerten Gesundheitsberufen ausdrücklich gewünscht. Dazu können Arbeitsgemeinschaften gebildet werden (§ 3 (7) ebd.). Berufsübergreifende Angelegenheiten in der gesundheitlichen Versorgung sind im gemeinsamen Beirat abzustimmen (§ 4 (3) ebd.).

Ein verpflichtendes Versorgungswerk (§ 13 ebd.) für die Pflege kann es nicht geben. Die Gründung für eine ganze Berufsgruppe ist im § 6 (1) SGB VI seit 1994 zum Schutz der Solidargemeinschaft untersagt (vgl. Bundesministerium für Justiz und Verbraucherschutz 18.12.1989). Die Einschränkung ist jedoch unproblematisch, weil die meisten Pflegefachkräfte im Angestelltenverhältnis beschäftigt und dadurch bei der Deutschen Rentenversicherung (SGB VI) pflichtversichert sind. Lediglich ca. 5% der Pflegefachkräfte sind freiberuflich tätig. Für sie könnte man ein Angebot auf freiwilliger Basis erwägen. Denkbar wäre darüber hinaus eine freiwillige Zusatzversicherung zur Altersvorsorge für die angestellten Pflegekräfte.

Soweit die Übersicht über die Kernelemente. Kapitel 8.3 geht auf die selten erwähnte Berufsgerichtsbarkeit sowie auf mögliche Gefahren der Kammerarbeit für die Pflegekräfte ein.

8.3 Landespflegekammer: Potenzielle Gefahren für Pflegekräfte

Dieser Abschnitt beleuchtet kritisch einige potenzielle Gefahren der LPFK für die Pflegefachkräfte. Die LPFK repräsentiert die professionelle Fachpflege des Landes in ihrer Gesamtheit. Aus dem Grund ist darauf zu achten, dass der Servicecharakter für die Pflegenden von Anfang an zentral gestellt wird. Schon im GA ist mit dem Aufbau zu beginnen.

Die Pflege soll von Anfang an im Errichtungsprozess mitgenommen werden. Dabei zeichnet sich ein erstes Gefahrenpotential ab, die sog. Prinzipal-Agent-Problematik (vgl. Martini 2014, S. 87f). Die Mitglieder (Prinzipal) stellen eher ihre Individualinteressen in den Mittelpunkt. Die Interessen des Vorstands (Agent) können durchaus gegenläufig sein. Durch die Pflichtmitgliedschaft könnte für den Vorstand wenig Anreiz bestehen, die Interessen anzugleichen.

Personen, die in Personalunion im Vorstand der LPFK, den Berufsverbänden und/oder der Gewerkschaft sitzen oder sich als Botschafter der Träger verstehen, könnten Interessenskonflikten ausgesetzt sein, die transparent zu machen sind.

Die hauptamtliche Struktur steht dazwischen, sie ist gehalten, dem Gesamtinteresse der Berufsgruppe nachzukommen. Trotzdem kann sie es hierarchiebedingt nicht verhindern, wenn sich der Vorstand von den Mitgliedern entkoppelt. Es hilft nur die lebendige Demokratiekultur von unten (vgl. ebd.), die bisher bei der Pflege übliche Lethargie verbunden mit einer Obrigkeitshörigkeit ist für das Gesamtinteresse der Pflege kontraproduktiv.

Bei der Festlegung der Standards, Leitlinien und Berufsordnungen könnten die Experten der LPFK und ggfs. die extern hinzugezogenen Rechtsexperten Gefahr laufen, der Berufsgruppe zu strenge Regeln vorzugeben, die noch unerfüllbar für viele Pflegefachkräfte sind. Aus organisationsethischer Sicht ist strikt darauf zu achten, dass jetzt nicht neben den externen Anforderungen die eigene Kammer weitere unerfüllbare Normen für die Pflegekräfte aufsetzt.

Die Beschäftigten in der Geschäftsstelle der LPFK müssen den Bezug zur Basis behalten. Die unterschiedlichen Qualifizierungsniveaus sind zu beachten. Jeder ist mit seiner je speziellen Expertise wertzuschätzen und das Hineinwachsen ist zu ermöglichen.

Die Kammern führen Aufgaben durch, die ihnen durch gesetzliche Bestimmungen übertragen sind. Das MSAGD kann der LPFK weitere Aufgaben übertragen (§ 3 (5) HeilBG). Die LPFK muss zustimmen. Hier ist der Ansatzpunkt für vorbehaltliche Aufgaben und weitere rechtliche Zuständigkeiten zu sehen, die heute noch nicht gegeben sind. Die übertragenen Aufgaben dürfen nicht überfordern, sie müssen aber Raum zur Weiterentwicklung geben.

Das Land darf sich aus seiner Verantwortung nicht komplett herausziehen. Es kann nicht davon ausgehen, dass alle Probleme der Pflege zu lösen sind, wenn man sie nur in der LPFK sich selbst überlässt. RLP kann nicht die Hände in den Schoss legen, sondern muss aktiv unterstützen, wenn strukturelle Defizite die Problemlösungskompetenz der Pflege behindern (vgl. Martini 2014, S. 77).

Das HeilBG in seiner Gesamtheit bildet den Ermöglichungsrahmen mit hohem Potenzial zur Gestaltung der Zukunft der Pflege. Es beinhaltet aber auch viele Kontrollinstanzen. Aus rechtlicher Sicht kommt in Zukunft Neuland auf die Pflege zu. Die LPFK generiert einen erheblichen Zuwachs an Verantwortung sowohl für die Pflege insgesamt als auch für jede einzelne Pflegefachkraft. Professionelles Handeln wird standardisiert und sowohl aus der Innenperspektive der Pflege als auch aus der Außenperspektive nachvollziehbar.

Bei Nichterfüllung der von der LPFK formulierten Vorgaben oder Fehlverhalten drohen Verfahren der Berufsgerichtsbarkeit. Die Berufsgerichtsbarkeit hat die Aufgabe, das Ansehen des Berufsstandes zu schützen. Sie ist der Pflege heute noch fremd. Den Berufsgerichten gehören auch Kammermitglieder an. Die Hälfte der rund 100 Paragrafen des HeilBG befasst sich mit der detaillierten Regelung der Berufsgerichtsbarkeit. Daran kann man die dahinter stehende Bedeutung ermessen. Diese Seite der Medaille wird nicht kommuniziert, vermutlich um die Pflegefachkräfte nicht zu erschrecken. Es muss den Mitgliedern aber transparent gemacht werden, denn sonst könnte das Gefühl entstehen, in eine Falle getappt zu sein. Die Tatsache, dass das HeilBG eben für alle Kammern gilt, kann die Angst etwas nehmen, wenn man auf den Sinn der Berufsgerichtsbarkeit verweist. Sie dient vor allem der Kontrolle der ausgeführten Vorbehaltsaufgaben der Berufsangehörigen der anderen Heilberufe. Somit gibt es bei der Pflege momentan noch kaum Ansatzpunkte (s. Kap. 5.1). Sollte der Anteil an vorbehaltlichen Aufgaben für die Pflege ansteigen, wird die Berufsgerichtsbarkeit als gerichtliche Überwachungsinstanz eher relevant. Die Pflege kann deshalb langsam in die Abläufe hineinwachsen.

Damit all die geschilderten Punkte nicht unkontrolliert passieren und im Nachhinein viele nicht intendierte Effekte zu verzeichnen sind, von denen einige zu verhindern gewesen wären, macht eine Evaluation als Instrument zur Prozesssteuerung Sinn. Ansätze dazu zeigt Kapitel 9 auf.

9 Evaluation: Ziele der Pflegekammer aus Perspektive der Pflege

Nach dem Überblick über den Prozess der Implementierung betrachtet der Policy Cycle die Evaluation. Kategorisiert nach Zeitpunkt gibt es drei Evaluationsarten. Ex Ante Evaluationen befassen sich mit der Beurteilung der Umsetzbarkeit von Programmen vor der Durchführung. Aus der Perspektive ist die Abstimmung der Pflegenden (s. Kap. 6.3.3) als Baustein einer solchen Evaluation zu sehen. Sie erhob die Akzeptanz für die LPFK.

Eine summative Evaluation zieht eine Gesamtbilanz zum Zeitpunkt X nach der Errichtung der LPFK. Evaluierbar wären mannigfaltige Aspekte. So könnte man z.B. überprüfen, ob die Beiträge der Mitglieder für die gesetzlichen Aufgaben ausreichen oder ob die Vorgaben des HeilBG in der LPFK Umsetzung fanden. Der Landtag könnte einen Auftrag erteilen (s. Kap. 7.3). Regulierende Eingriffe sind zu dem Zeitpunkt jedoch schwieriger umzusetzen, weil sich Strukturen und Prozesse bereits stabilisiert haben (vgl. Beywl 2002, S. 16).

Die Thesis bildet eine breite Informationssammlung, die eine Grundlage zur Gestaltung und Optimierung bieten kann. Die Evaluation, die als logische Konsequenz ins Haus steht, hat die permanente Überprüfung des Nutzens der LPFK für die Pflege als Ganzes zum Ziel (vgl. Beywl 2002, S. 23). Dazu greift der engmaschig begleitende, formative Evaluationsansatz. Nun folgt kein kompletter Evaluationsforschungsplan, sondern eine Zieldefinition für die Arbeit der LPFK. Eine von Anfang an vorliegende Zieldefinition ist der entscheidender Faktor der Evaluierbarkeit von Strukturen und Prozessen (vgl. ebd.) der LPFK. Im Ablauf hat sie zu geschehen, bevor der Aufbau beginnt.

Kapitel 9 bringt im Modell Colemans Badewanne (s. Kap. 3.3) die Kontextvariablen der Kapitel als knappe Fazits zusammen (Kap. 9.1) und aggregiert daraus Handlungsempfehlungen aus Sicht der Pflege. Kapitel 9.2 zeigt zwei Ebenen: Empfehlungen für die LPFK und aufbauend begründete Evaluationsziele. Kapitel 9.3 beantwortet die Forschungsfragen.

9.1 Zusammenführung: Das Spezielle der Pflege

Ein Ergebnis zieht sich durch alle untersuchten Perspektiven: *Das eine Spezielle* der Pflege gibt es nicht, es ist vielmehr ein äußerst vielfältiges Portfolio, das gerade deshalb zwingend transparent zu machen ist. Es folgen die Kernaussagen der untersuchten Kontextvariablen im konzentrierten Gesamtbild zur Ableitung von Aggregationsregeln.

1. Kontextvariable: Professionstheoretische Differenzierung

Bei der berufssoziologischen Einordnung der Pflege in das Modell von Hartmann ergaben sich erste Hinweise auf eine schwierige Ableitung dessen, was innerhalb der LPFK gut für *die Pflege* sein wird. Es gibt es keine einheitliche Berufsausbildung als Zugangsvoraussetzung. Mitglieder in der LPFK werden Gesundheits- und Krankenpflegefachkräfte, Gesundheits- und Kinderkrankenpflegefachkräfte und Altenpflegefachkräfte. Die unterschiedlichen Wissensstände sind zu brücken. Eine Zukunftsperspektive ist die berufspolitisch angestrebte generalistische Ausbildung. Im Gegensatz dazu verfügen die bereits verkammerten Heilberufe über einheitliche Grundausbildungen, nur die Psychotherapeuten setzen sich aus zwei Berufsgruppen zusammen (vgl. § 1 HeilBG).

Diverse bestehende pflegerischer Kompetenzniveaus erschweren in vertikaler Ebene die Zuordnung auf dem Kontinuum Beruf-Profession. Es ist ein uneinheitliches Bild mit breiter Streuung, das nicht zum Erzeugen einfacher, für alle Berufsangehörigen gültigen Empfehlungen trägt. Vielmehr ist die Vielfalt als Spezifikum der Pflege abzubilden. Diese Besonderheiten ignorieren jedoch sowohl die berufssoziologischen als auch die professionssoziologischen Betrachtungen bisher völlig (vgl. Bollinger et al. 2005, S. 10). Je nach persönlicher Vorliebe versuchen die Autoren, Pflege mit dieser oder jener Professionstheorie zu beschreiben. Allerdings schafft es kein Ansatz, die Pflege komplett abzubilden. Deshalb schlägt die Thesis vor, einen integrativen Ansatz zu denken. Er hilft in der Logik von Struktur-, Prozess- und Ergebnisqualität, die vielfältigen professionstheoretischen Strömungen aus Perspektive Pflege für die LPFK dynamisch zu vereinen. Über die Strukturmerkmale der Profession, die durch die LPFK formal Vollständigkeit erlangen und über das professionelle Handeln der Pflegekräfte auf der Prozessebene ist als Ergebnis die Qualität der Pflegebeziehung wirksam zu sichern. So ist die Professionalisierung als Chance zu begreifen.

2. Kontextvariable: Historische Wurzeln, Nachwirkungen und Altlasten

Insgesamt ist ein großes Wissensdefizit über die pflegerische Vergangenheit zu beklagen. *Die Pflege* gab es auch historisch gesehen nicht. Es gab ganz unterschiedliche Gruppen:

Da war die konfessionelle Mutterhauskonstruktion, die Pflege als selbstlose christliche Liebestätigkeit verstand. Sie definierte sich eher über die Haltung zum Pflegebedürftigen als über pflegerisches Wissen. Die Schwestern wurden vom Mutterhaus gesteuert. Sie mussten strengen Regeln gehorchen. Die starke Hierarchisierung innerhalb der Pflege, verbunden mit der wenig ausgeprägten Fähigkeit der Pflegekräfte, sich für eigene Belange einzusetzen, hat dort ihre Wurzeln und hängt der Pflege heute noch nach.

Die zweite Gruppe der Pflegenden, die elitären *freien* Schwestern der ersten deutschen Berufsorganisation B.O.K.D. brachten den Faktor pflegerisches Fachwissen ein. Sie repräsentierten den in der Literatur häufig beschriebenen bürgerlichen Frauenberuf. Es war ihr Anliegen, die deutsche Pflege in Anlehnung an das in England seit 1850 so erfolgreiche Pflegemodell nach Florence Nightingale zu professionalisieren. Zwar gelang ihnen die internationale Anerkennung, sie waren Gründungsmitglied des ICN. In Deutschlands konnten sie aber nur wenige ihrer Ziele umsetzen.

Neben der bekannten und historisch vergleichsweise gut aufgearbeiteten Gruppen der Schwestern gab es eine dritte Gruppe, den Wärterstand. Ihm gehörten ungelernte, in der Pflege tätigen Frauen und Männer aus unteren Bevölkerungsschichten an. Sie verrichteten unter unwürdigsten Bedingungen in prekären wirtschaftlichen Verhältnissen die Krankenpflege. Über lange Zeit wurden sie sozial verachtet und weitgehend ignoriert. Erst das Aufblühen der Gewerkschaften in der Weimarer Republik schaffte vor allem den Wärtern ein Forum. Es gelang, den pflegerischen *Hilfsberuf* der Medizin zu konstruieren und mit geregeltem Einkommen und sozialer Sicherheit auszustatten.

Alle drei Gruppen der Pflege waren miteinander tief zerstritten. Für die einen war die ethisch überhöhte Liebestätigkeit ein nicht zu ihrer Lebenswelt passendes Konstrukt, für die anderen war eine Pflege als Lohnarbeit unter keinen Umständen mit dem Selbstbild vereinbar. Dazwischen standen die freien Schwestern, die von den Ordensfrauen nicht anerkannt wurden und ihrerseits die Pflegekräften des Wärterstandes nicht anerkannten. Das fand Ausdruck in der beruflichen Organisation der Pflege: Wer zur B.O.K.D. gehörte, war keinesfalls Gewerkschaftsmitglied; der Wärterstand fand keine Akzeptanz und Aufnahme im Berufsverband. Wer der kirchlichen Pflege angehörte, war weder im freien Berufsverband und schon gar nicht in der Gewerkschaft organisiert. Noch heute ist eine gewerkschaftliche Organisation der Mitarbeiter kirchlicher Träger nicht gewünscht (vgl. Krampe 2009, S. 27). Es gab keine gemeinsame Berufsidentität, was für die einen zentral war, war diskreditierendes Abgrenzungsmerkmal für die anderen.

Da verwundert es wenig, dass die Pflege bis heute unpolitisch blieb und keine gemeinsame Identität ausbildete. Das Einstehen für die Entwicklung des eigenen Berufs über berufspolitisches und gleichzeitiges gewerkschaftliches Engagement hat keine Tradition (vgl. Steppe 2000b, S. 88). Nur wenige der 1,5 Millionen Pflegekräfte in Deutschland (vgl. Statistisches Bundesamt 2013, S. 13) waren 2011 organisiert. Auszugehen ist von ca. 120.000 Mitgliedern in den Gewerkschaften und ungefähr 20.000 Mitgliedern in den großen Berufsverbänden. Dazu kommen marginalen Mitgliederzahlen in diversen Fachverbänden. Unklar bleibt, wie viele Personen gleichzeitig Mitglied in mehreren Berufsverbänden oder im Berufsverband und der Gewerkschaft sind. Auszubildende der Schwesternverbände werden zwangsweises Verbandsmitglied, 1990 waren es ca. 80.000. Die Mitgliedschaft in Berufsverbänden oder Gewerkschaften ist bei ihnen ausgeschlossen. Insgesamt liegt der Organisationsgrad wohl unter 10%. (vgl. Krampe 2009, S. 27).

Welche Konsequenzen und Möglichkeiten die Selbstverwaltung der ganzen Berufsgruppe haben wird, ist den wenigsten Pflegenden bewusst. Sie führt zum ersten Mal die diversen Pflegeberufe und damit alle Pflegekräfte persönlich in einer Institution zusammen.

3. Kontextvariable: Entwicklungsstand der Professionsbausteine

Die LPFK ermöglicht den Pflegekräften selbstbestimmt statt fremdbestimmt zu agieren. Pflege ist die dringend nötige Ergänzung zur Ärzteschaft, damit die Professionen gemeinsam auf das Gute für Patienten und Bewohner hinwirken können. Jede mit den ihr eigenen Kompetenzen und jede für sich selbst verantwortlich. Der Status der Körperschaft des öffentlichen Rechts erlaubt der LPFK an der Gestaltung des korporatistischen Gesundheitssystems mitzuwirken. Sie wird das Monopol der pflegerischen Expertise innehaben.

Als Profession stützt die Pflege die *Zentralwerte Gesundheit* und *Autonomie*. Darüber kann die LPFK Vorbehaltsaufgaben einfordern. Sie bereiten den Boden für eine eigene Abrechnungsfähigkeit von pflegerischen Leistungen. Die Gegner stellen permanent diese Möglichkeiten der LPFK in Abrede. Juristische Gutachten haben sie jedoch bestätigt. Die Pflege wird sich selbst für ihre Rechte einsetzen und diese erkämpfen müssen, denn es ist zu vermuten, dass keines der verantwortlichen Selbstverwaltungsorgane im Gesundheitssystem ein gesteigertes Interesse daran hat, die vorhandenen Ressourcen mit der neuen Organisation LPFK zu teilen.

Beim Baustein *universelles Wissen* hat sich eine schwierige Situation herausgebildet. Durch die Akademisierung der Eliten beschränkt sich der Zuwachs beim universitären Wissen auf einige wenige Pflegefachpersonen. Gleichzeitig sind Deprofessionalisierungstendenzen durch die Niveauabsenkung der Zulassung zur traditionellen Ausbildung zu verzeichnen. Bezogen auf die Gesamtheit der Pflege haben 20 Jahre Akademisierung wenig Wirkung gezeigt. Die Mitgliedschaft in der LPFK ist über den Berufsabschluss auf Sekundärniveau definiert. Das verschärft die Situation, zumal das Mistrauen zwischen den akademisch ausgebildeten und den traditionell examinierten Pflegefachpersonen hoch ist.

Die LPFK wird wenig direkten Einfluss auf die Situation haben, da sie weder für die Berufsausbildung noch für die Curricula der Hochschulen verantwortlich sein wird. Sie kann aber ihren politischen Einfluss nutzen, um die zukünftige Entwicklung positiv für die Pflege zu steuern. Kammerintern muss sie Gräben zwischen den Gruppen schließen.

Als politische Perspektive kann Frankreich dienen. Es hat das gleiche konservativ-korporatistische Gesundheitssystem wie Deutschland. 2009 wurde eine Pflegekammer gegründet. Die französische Pflege hat eine bedeutende Akzeptanzsteigerung erlebt. Zugangsvoraussetzung für die professionelle Arbeit in der Pflege ist nun der Bachelorabschluss. Die französische Pflege hat ihre *„Rôle Propre"* (Scherrieble-Chauvet 2013), ihre eigene Rolle gefunden.

Beim dritten Baustein zur Profession, der Berufsethik hat die LPFK eine gute Perspektive anzubieten. Sie kann die Pflegeethik vom altmodischen Etikettendenken befreien. Dadurch, dass sie Gefäße für die ethische Reflexion bereitstellt, forciert sie den Zugang zur Ethik und macht die Unterstützung für die Pflegefachkräfte erfahrbar. Das pflegeethische Wissen kann sich ausbreiten. Ethische Berufspflichten schützen den Pflegeempfänger, zeigen aber auch Grenzen zum Schutz der Pflegenden auf. Die Zunahme an ethischer Entscheidungs- und Handlungskompetenz treibt die Professionalisierung voran.

4. Kontextvariable: Perspektive der Stakeholder

Der demografische Wandel wird meist negativ konnotiert. Damit verbunden ist die Angst, dass die Sorge um die ältere Bevölkerung zu stark expandiert und als der Kostenfaktor die Ressourcen des Sozialsystems aufbraucht. Die Furcht verstärkt sich durch immer wieder neu medial diskutierte Pflegenotstände aufgrund zurückgehender Pflegepersonalzahlen. Zurzeit verfügt die Politik über keinen guten Plan zur Lösung des Problems.

Die Befürchtungen setzen sich in der Gesellschaft und vor allem bei den Pflegeempfängern fort. Sie sind wegen wegbrechender familialer Hilfsstrukturen auf professionelle Hilfe angewiesen, an die sie selbstverständlich qualitative Ansprüche stellen. Die heutigen Versorgungsmodelle scheinen diese Ansprüche kaum befriedigen zu können. An der Tagesordnung sind Versorgungsbrüche und Fehlversorgungen. Zu deren Verhinderung könnte die Pflege das Know-how zur Verfügung stellen, wenn man sie denn ließe.

Gleichzeitig kämpft die Pflege in allen Sparten, sei es Akutversorgung oder im Langzeitbereich, mit massiven strukturellen, finanziellen und prozessualen Hindernissen. Im Akutbereich wurden Pflegestellen abgebaut, in der Langzeitpflege sind Stellen nicht zu besetzen, weil Fachkräfte fehlen. Daraus resultiert eine drastische Arbeitsverdichtung, die die Pflege ans Limit ihrer Leistungsfähigkeit bringt. Das wirkt sich negativ auf die Arbeitszufriedenheit aus. Berufspolitische Belange außerhalb der täglichen Arbeit erscheinen fern. Es fehlt sowohl an Initiative als auch an Kompetenz zum Eingreifen unter den Pflegenden.

85% der Pflegekräfte sind Frauen. Politik ist aber traditionell vorwiegend das Geschäft von Männern. Frauen setzen andere Schwerpunkte. Wenn sie sich einbringen möchten, stehen ihnen diverse Hindernisse entgegen.(Borutta und Giesler 2006) benutzen das Bild von schwer überwindbaren gläsernen Decken und Wänden. In der ersten Kammer eines Frauenberufs sind diese Glaselemente zu beseitigen. Ein Beispiel dafür ist der in allen öffentlichen Bereichen RLPs übliche Grundsatz zum Schutz der Frauen: *Frauen und Männer sollen in gleicher Zahl berücksichtigt werden.* Er soll sicherstellen, dass nicht nur einzelnen Frauen den Eintritt im öffentlichen Bereich schaffen, sondern die generelle Gleichberechtigung unterstützt wird. Der Grundsatz findet sich an verschiedenen Stellen des HeilBG (§ 4,6, 9, 61), wenn es um Besetzungen von Kammerorganen geht. In der LPFK behindert er jedoch die Frauen und stärkt die Männer. Eine Hypothese lautet, dass die Aufnahme unreflektiert erfolgte. Man hat sich keine Gedanken gemacht, für wen man das Gesetz schreibt und wie die spezielle Geschlechterverteilung der Berufsgruppe Pflege aussieht. Die zweite Hypothese bedeutet eine Gefahr: Die Formulierung ermöglicht die Sicherung des bestehenden *Männerüberhangs* in den gehobenen Positionen des Frauenberufs Pflege (s. Kap. 6.3.1) in der neuen Pflegekammer.

All diese Schlaglichter auf die aktuelle Situation in der Pflege und viele andere Aspekte mehr veranlassten das Land RLP als Lösung die Errichtung der LPFK in Angriff zu nehmen. Sie eröffnet der Pflege die Möglichkeit, ihre eigenen Dinge zu regeln, delegiert aber zugleich die Verantwortung an die Pflege. Wie diese Verantwortung zum Nutzen der Pflege zu tragen sein wird, beschreibt Kapitel 9.2.

9.2   Landespflegekammer: Empfehlungen und Evaluationsansätze

Der folgende Abschnitt aggregiert aus den Fazits Handlungsempfehlungen, damit der Errichtungsprozess der LPFK auf der Makroebene eine Kammer entstehen lässt, die die Anliegen der Pflege aufnimmt und diese zu ihrem Nutzen in Struktur und Prozess umsetzt. Die Errichtung umfasst beide Stadien, den Gründungsausschuss und die eigentliche LPFK. Der gesamte Prozess ist durch einen formativen Evaluationsansatz zu begleiten, der die Zielerfüllung im Auge behält. Das Ziel auf der Makroebene heißt *Gestaltung zum Nutzen der Pflege.* Die begleitende Evaluation ermöglicht die kontinuierliche Überprüfung der Prozesse. *Ist das, was wir tun gut für die Pflege?* lautet die Frage, die zur Legitimation des Handelns der Mitarbeitenden der LPFK permanent zu beantworten sein wird. Dabei dienen die beschriebenen Kontextvariablen der Pflege als Marker. Die Antworten ermöglichen eine rasche Korrektur bei Abweichungen. Das Vorgehen dient der Qualitätssicherung. Schon im Aufbauprozess gibt es viele Punkte auf der Struktur- und der Prozessebene, die unter dem Fokus Beachtung finden müssen.

Die LPFK entsteht zur Stärkung der professionellen Pflege, diese Botschaft ist allenthalben zu hören. Wie das im Detail auszusehen hat, darüber streiten sich die Geister. Das es keine einfache Aufgabe ist, die Masse der Pflegefachkräfte zu erreichen, ist allen Beteiligten bewusst. Allerdings genügt die Feststellung, dass Pflege unpolitisch sei und sich für solche Dinge wenig interessiere, nicht als Ausrede, nichts zu tun. Vielmehr sind die Mitarbeitenden der des GA und der LPFK in der Pflicht, darauf zu reagieren und dem Phänomen gegenzusteuern. Die LPFK soll keine paternalistische Organisation sein, die für die Pflege entscheidet. Pflege soll und muss partizipieren, damit die Selbstverwaltung gelingen kann.

Dazu sind Empowermentprozesse umzusetzen. Die Verantwortung dafür liegt gleichermaßen auf der strategischen wie auf der operativen Ebene.

Die Ottawa Charta, einer der bekanntesten Ansätze der Gesundheitsförderung, bietet einen Rahmen, der problemlos für die LPFK als Serviceleister für die Pflegenden zu übersetzen ist. Die LPFK ist verpflichtet, die Interessen aller Mitglieder zu vertreten (Advocating). Es geht nicht nur um die politische Interessenvertretung nach außen, sondern um den Aufbau nach innen. Nach innen sollen die Pflegekräfte spüren, dass die LPFK wirklich *ihre Kammer* ist.

Falls sie noch nicht in Lage sein sollten, aktiv zu partizipieren, bedarf es der Hilfe zur Selbsthilfe. Pflegefachkräften ist zu ermöglichen, zu lernen, wie die LPFK funktioniert und wie man sich einbringen kann. Alle sollen sich aufgefordert fühlen, mitzumachen. Es sind Räume zu schaffen, wo sie sich mit ihren je speziellen Fähigkeiten einbringen können. Allen die sich melden, ist Wertschätzung entgegenzubringen. Es muss kommuniziert werden, dass jede und jeder willkommen ist und bei Bedarf Hilfestellung erhält. Falls es Verständnishürden gibt, ist damit offen umzugehen. Das Vorgehen ist unter den Begriff befähigen und ermöglichen (Enabling) zu fassen.

Ein wichtiges Arbeitspaket ist das Knüpfen von Netzwerken. Den Anfang bilden die Menschen, die sich heute schon bereit erklärt haben, aktiv am Aufbau der LPFK mitzuwirken. Sie fungieren als Multiplikatoren in den Einrichtungen der Pflege, indem sie ihre Kolleginnen und Kollegen zugehen und sie motivieren, ebenfalls mitzumachen. Unter dem Motto *Gemeinsam sind wir stark!* kann es gelingen, die Pflege landesweit zu vernetzen (Mediating).

Zusammenfassend lautet das Ziel, eine Unternehmenskultur entstehen zu lassen, die die wertschätzende Grundhaltung fördert und den Dienstleistungscharakter zentral stellt. Was die Berufsgruppe gerade von außen einfordert, ist mit dem gleichen Nachdruck nach innen zu leben. Die LPFK braucht die Begegnung auf Augenhöhe, nicht die traditionellen Umgangsformen einer Behörde, in der sich die einzelne Pflegekraft als Bittsteller fühlt.

Ein Instrument zum Sichtbarwerden der gewünschten Kultur ist ein Leitbild. Das Verfassen eines solchen Dokuments ermöglicht, Haltungen zu explizieren und zu fixieren. Es stellt eine Einklagbarkeit von Ansprüchen der Mitglieder her und verpflichtet die LPFK in ihrer Verantwortung. Die Beliebigkeit der Umsetzung oder sogar das Vergessen der Idee, mit der man ursprünglich angetreten ist, kann so verhindert werden. Es beugt einer Entkopplung der LPFK von den Mitgliedern vor (s. Kap. 8.3). Das Leitbild ist in regelmäßigen Abständen zu überprüfen. Das einmal Festgesetzte ist nicht in Stein gemeißelt, sondern es ist an die Entwicklung der Pflege in und mit der LPFK anzupassen.

Für die Unternehmenskultur gibt es etliche Ansatzpunkte auf vielen Ebenen. Nachfolgend werden Umsetzungsbeispiele für die im Errichtungsprozess zuerst relevanten Aspekte gezeigt.

Die Registrierung aller Pflegefachkräfte ist die erste Herausforderung, der sich die LPFK stellen muss. Es gibt sicher einige Pflegefachkräfte, die sich aktiv bei der LPFK melden werden. Die meisten werden sich jedoch eher schwer tun, weil sie den initiativen Einsatz für die eigene Sache nicht gewöhnt sind. Deshalb muss es eine zugehende Beratung und Registrierung geben, d.h. die Mitarbeitenden der LPFK gehen in die Einrichtungen. Dort informieren sie die Pflegefachkräfte in Gruppen und falls nötig in Einzelgesprächen und registrieren sie als Kammermitglied. Diese zeit- und personalintensive Maßnahme ist gewinnbringend, denn sie vermittelt Wertschätzung gegenüber jedem einzelnen Mitglied der LPFK und steigert deren Akzeptanz. Zur Vorbereitung ist dafür Sorge zu tragen, dass Zeitfenster und Räumlichkeiten zur Verfügung stehen. Das technische Equipment ist so zu beschaffen, dass den Anforderungen des Datenschutzes vollumfänglich Rechnung getragen wird. Durch die regionale Präsenz vor Ort kann das Zusammengehörigkeitsgefühl der Pflege in der LPFK wachsen.

Die Selbstverwaltung wird garantiert durch den urdemokratischen Aufbau der LPFK. Das ist in der Satzung und den dazu gehörenden Ordnungen abzubilden. Die Wahlordnung muss garantieren, dass bei der Wahl der Vertreterversammlung alle Pflegefachkräfte gleichermaßen von ihrem Wahlrecht Gebrauch machen können. Jedes interessiertes Mitglied soll die gleiche Möglichkeit haben, für die Versammlung zu kandidieren. Damit die Umsetzung der Demokratie gelingen kann, bedarf es der Ermöglichung. Die Mitarbeitenden des GA erläutern den zukünftigen Kammermitgliedern, wie die Wahl genau abläuft und was sie wann tun müssen. Dazu ist die neue Kampagne zu nutzen, die ab 2015 landesweit informiert. Unterstützend ist eine Broschüre als Hand-out zu verfassen, die in zielgruppenspezifischer Sprache erklärt, wie das aktive und das passive Wahlrecht funktioniert und warum es so wichtig ist, sich als Pflegekraft einzubringen. Die Broschüre kann zum Download auf der Homepage des GA und später der LPFK stehen. Bei jeder Registrierung ist sie an das neue Mitglied zu versenden, entweder digital oder postalisch.

Als Art der Wahl käme den Pflegefachkräften eine Personenwahl entgegen. Sie würden ihre Vertreter regional wählen. Die zu wählenden Personen wären den Pflegekräften bekannt. Damit das bewerkstelligt werden könnte, müssten regionale Wahlbezirke eingerichtet und die Kandidaten regional beworben werden. Der erforderliche logistische Aufwand wäre zu rechtfertigen, denn die Pflege ist bis jetzt noch unorganisiert. Man kennt sich über den persönlichen Einflussbereich kaum. Das Vorgehen würde das Interesse an der Wahl und die daraus resultierende Wahlbeteiligung steigern.

Falls man sich aus pragmatischen Gründen dennoch für eine Listenwahl entscheidet, ist zumindest sicherzustellen, dass alle ca. 40.000 Pflegekräfte die gleiche Chance haben, auf einer Wahlliste zu stehen. Wenn nur die Berufsverbände und Gewerkschaften Listen mit ihren Mitgliedern erstellen werden, wären höchsten 10% der Pflegekräfte abgebildet. Das liefe dem demokratischen Gedanken der LPFK zuwider.

Um den Graben zwischen traditionell und akademisch ausgebildeten Pflegekräften zu schließen (s. Kap. 5.2), ist transparent zu machen, dass alle gleichermaßen Mitglied werden. Die Gruppen sind an einen Tisch zu bringen und in den Ausschüssen zu mischen, damit sie sich kennen lernen und Vorurteile abbauen können. Die Defizite müssen aufgearbeitet werden. Die LPFK soll sich den Auftrag geben, der Zersplitterung entgegenzuwirken. Pflege war historisch keine einheitliche Gruppe und ist es auch heute nicht: Es sind Brücken zwischen den verschiedenen Pflegeberufen und Kompetenzniveaus zu bauen sowie Hierarchien abzuflachen. Es reicht, dass die drei Berufsgruppen als Mitglieder definiert sind. Ein Verfahren, dass dem Anspruch genügen kann, ist, dass alle Mitglieder die Kandidaten für die Vertreterversammlung berufsgruppenübergreifend wählen, nicht jede Berufsgruppe für sich. Eine Quotierung ist als ungeschickt zu bewerten, weil Pflege nicht zwingend dort arbeitet, wo man es der Ausbildung entsprechend vermuten würde. Krankenschwestern arbeiten in der Altenpflege oder im ambulanten Dienst, Altenpflegerinnen im Krankenhaus. Weiterqualifizierte, egal aus welchem Gebiet, in Stabsstellen und Schulen. Es dürfen auf keinen Fall drei kleine Kammern in einer entstehen, sondern eine generalistisch orientierte LPFK, die die Gelegenheit wahrnimmt, Pflege als verbindenden Oberbegriff zu setzen. Sie gibt allen praktischen Pflegeberufen und der akademischen Pflege eine Heimat und bringt so nach 200 Jahre Entwicklung erstmals etwas Ruhe hinein.

Die erste Kammer eines Frauenberufes muss zu den Frauen passen und nicht in mimetischen Prozessen die Männerwelt kopieren. Das hat Konsequenzen für die Kammerarbeit. Den Frauen ist die Mitarbeit in der LPFK ohne Abstriche zu ermöglichen. Familien- und Pflegephasen dürfen keine Hinderungsgründe für ehrenamtliches Engagement sein. Vielmehr sind Konzepte z.B. zur Kinderbetreuung und Pflegeübernahme zu erstellen, und umzusetzen. An diesen Lösungen partizipiert auch die hauptamtliche operative Ebene, ihre Arbeitsbedingungen sind ebenfalls familienfreundlich zu gestalten. Zur Ermöglichung ist ein höherer Personalbedarf zu akzeptieren. Frauen sind bei der Stellenbesetzung bei gleicher Eignung Männern vorzuziehen. *Gleiche Eignung* ist genau im Blick zu behalten.

Nach außen sind die Qualitäten des pflegerischen Care-Ansatzes zu fördern, um so einen Nutzen für die gesamte Gesellschaft zu erringen. Pflege kann dazu beitragen, das Menschliche wieder in den Mittelpunkt zu rücken und als gesellschaftliche Ressource wertzuschätzen, nicht als Defizit zu beklagen, dass nur Kosten verursacht (s. Kap. 6.3.2).

Für die Arbeit nach außen muss die LPFK noch viel lernen. Es fehlt der Pflege über weite Strecken entscheidendes berufspolitisches und sozialpolitisches Know-how. Umfängliches Wissen zu den politischen Abläufen und den Finanzströmen im Gesundheitswesen ist im Detail zu erarbeiten. Es wird essenziell sein, zu wissen, wo welcher Hebel wirksam anzusetzen ist. Der Empowerment-Ansatz ist auch auf der Ebene der Mitarbeitenden nötig, damit sie kompetent mit dem neuen Machtmittel LPFK umgehen können. Zur Überbrückung können Experten eingekauft werden, die der LPFK zuarbeiten. Steuern muss die Pflege allerdings immer selbst. Ziel ist, dass die Pflege die Oberhand behält und nicht von anderen Stakeholdern instrumentalisiert wird.

Soweit der Einstieg in die Umsetzung der Idee der LPFK, die die Pflege in den Mittelpunkt stellt. Kapitel 9.3 beantwortet abschließend die Forschungsfragen.

9.3   Eine gute Kammer aus Sicht der Pflege? Die Antworten

Das letzte Kapitel befasst sich mit den aufgeworfenen Forschungsfragen. Die erste Frage lautete: Wie kann die Kammer als fehlender Baustein zur Professionalisierung eine unterstützende Wirkung für die Pflegenden entfalten? Bei oberflächlicher Betrachtung verfügt die Pflege über die nötigen Professionsbausteine. Sie vertritt den Zentralwert Gesundheit, ist akademisiert und es gibt eine Pflegeethik. Nach dem Merkmalskatalog fehlt nur die Selbstverwaltung, die nach deutschem Recht am besten in einer Kammer umzusetzen ist. In der Summe wäre die Professionalisierung in RLP demnächst abgeschlossen.

Die Gesamtschau erfordert allerdings das Abweichen vom additiven Bausteinmodell. Dies geschieht nicht, weil der Merkmalskatalog unzutreffend wäre. Die LPFK ist sehr wohl ein fehlender Baustein zur Professionalisierung, sie ist jedoch nicht der letzte fehlende Baustein zur Profession. Das Problem ist, dass es bei den Bausteinen *universelles Wissen* und *gesellschaftlicher Zentralwert* erhebliche Lücken gibt und auch der Baustein *Berufsethik* im modernen Verständnis der flächendeckenden Umsetzung harrt. Allen Bausteinen ist eine gewisse Instabilität zu bescheinigen. Dadurch ergibt sich für die LPFK der Status eines Grundsteines, auf dem die Professionalisierung aufzubauen ist. Sie hat die Ermöglichungsfunktion zur Umsetzung des vollen professionellen Anspruchs und kann zur Stabilisierung der anderen Bausteine beitragen und so eine stabile Profession ausbilden.

Der zweite Teil der Frage suchte eine Antwort darauf, wie die LPFK eine unterstützende Wirkung für die Pflege entfalten kann. Eng damit zusammen hing die dritte Frage: Wie ist das zu überprüfen? Kapitel 9.1 und 9.2 lieferten erste Antworten auf beide Fragen, bezogen auf die dringendsten Punkte im Errichtungsprozess. Empfohlen wird eine wertschätzende Unternehmenskultur der LPFK als Matrix, mit der alle neu hinzukommenden Aspekte zu bearbeiten sein werden. Satzungen, Ordnungen und ein Leitbild schaffen strukturelle Rahmen, die ermöglichen, dass diese Unternehmenskultur in den Prozessen zum Ausdruck kommt. Wer an der Stelle eine Art Betriebsanleitung erwartet hatte, die Lösungen auf der handwerklichen Ebene für alle Eventualitäten bereithält, wird enttäuscht sein. Diesen Anspruch hat die Thesis nicht. Der Verfasserin als Leitung der Geschäftsstelle der Gründungskonferenz ist dies schon aus dienstrechtlichen Gründen nicht möglich. Das ist die Aufgabe der Gründungskonferenz. Es geht hier um den Transport einer grundlegenden Haltung, nicht um eine Gebrauchsanweisung. Diese Kultur ermöglicht ein flexibles Modell, das immer neu die Zielerreichung überprüft und dazu befähigt, die Arbeit der LPFK ständig im Sinne der Pflege nachjustierbar auszurichten. Das hier definierte Evaluationsziel ist die Beurteilung, ob die LPFK ihre Serviceaufgabe erfüllt und nah bei ihren Mitgliedern ist. Dafür sind z.B. regelmäßige quantitative und qualitative Zufriedenheitsbefragungen und weitere Analysen durchzuführen. Die Öffentlichkeitsarbeit darf nie einschlafen, die LPFK muss im Kontakt mit den Pflegekräften bleiben und sie motivieren, selbstständig den Kontakt zu suchen, damit es wirklich ihre Kammer sein kann.

10 Rückblick und Ausblick

Die Pflegekammer wird der fehlende Baustein zur Professionalisierung, wenn sie, um in dem Bild zu bleiben, den Charakter eines Grundsteins annimmt. Dieser Grundstein hat die Aufgabe, die Spezifika der Pflege zum Ausdruck zu bringen. Um diese Spezifika umfassend darstellen zu können, musste die Analyse thematisch in die Breite gehen. Gründend auf den theoretischen Vorannahmen des Policy Cycle band die Thesis die Schwerpunkte Charakteristika der Pflege, Stand des Professionalisierungsprozesses der Pflege und Perspektiven der Stakeholder der LPFK sternförmig an die politische Entwicklung in Rheinland-Pfalz. Relevante Aspekte beleuchten die pflegewissenschaftlichen Publikationen meist je einzeln. Die Ergebnisse stehen unverbunden nebeneinander. Jetzt entstand eine Zusammenschau, die die Facetten der Pflege bündelt. Zum Erstellen eines möglichst umfangreichen Bildes des Speziellen der Pflege und der Konsequenzen, die sich daraus für die LPFK ergeben, war dieser Einstieg zwingend nötwendig. Gerade die geschichtlichen Hintergründe, die permanent mitschwingen und so viele Handlungen beeinflussen, aber oft so wenig Beachtung finden, bekamen breiten Raum. All diese Perspektiven werden für den Errichtungsprozess der LPFK relevant sein.

Selbstredend konnte aufgrund des vorgegebenen Umfangs vieles nur angerissen werden. Eine Vertiefung der Thematik ist im Entwicklungsprozess anzustreben. Daraus ergeben sich einige Forschungsdesiderate. An mehreren Stellen wurden Hypothesen aufgestellt, die empirisch zu belegen sein werden. Die Evaluation, ob die LPFK eine Verbesserung für die Pflege erbracht hat, ist anzuraten. Das kann wie vorgeschlagen formativ und auch in einigen Jahren summativ erfolgen. Darüber hinaus wäre die Analyse des Diskurses um die LPFK äußerst spannend. Sie könnte in einigen Jahren wertvolle Erkenntnisse gewinnen, die diese Thesis fortschreiben würden.

Zusammenfassend ist und bleibt darauf zu achten, zu den eigenen Spezifika der Pflege zu stehen. Die sieht sogar die Pflege selbst oft abwertend. *Auf Augenhöhe mit den Medizinern stehen* impliziert nicht, die professionelle Entwicklung der Ärzte unkritisch nachzuahmen. Es wäre wesentlich spannender, die im Bezug auf die Professionalisierung als Hindernisse formulierten Charakteristika der Pflege einem Perspektivwechsel zu unterziehen und sie als Chance zu begreifen. Pflege muss nicht nur am Modell lernen, sondern sollte voller Selbstvertrauen den eigenen Weg gehen. Gerade die individuellen Facetten machen das Wertvolle der Pflege aus und verdeutlichen nachdrücklich ihre Relevanz für die Gesellschaft.

Wenn transparent ist, dass die Faktoren der Entstehung der Pflege im 19. Jh. im 21. Jh. immer noch nachwirken, ist dem umso nachdrücklicher entgegenzuwirken. Es ist alles dagegen zu tun, stur weiter über die eingetretenen Wege zu wandeln. Gleichzeitig darf man heute nicht wieder einfach Dinge festschreiben, die die nächsten 200 Jahre unreflektiert nachwirken. All das bedeutet eine große Verantwortung für die Pflegekräfte die jetzt im Errichtungsprozess der Landespflegekammer Rheinland-Pfalz vorne stehen und Entscheidungen treffen! Bleibt zu wünschen, dass allen diese Verantwortung bewusst ist.

11 Epilog

Diese Arbeit entstand im Sommer 2014 als Masterthesis der Autorin. Rheinland-Pfalz (RLP) befand sich mitten im Gesetzgebungsverfahren zur Errichtung der ersten Landespflegekammer Deutschlands. Die Thesis spiegelt den Stand der zu diesem Zeitpunkt aktuellen Entwicklungen wieder. Theoriebasiert baut sie einen Vorschlag auf, der als konzeptionelle Grundlage zur Beachtung der Anliegen der Pflege dienen könnte. Sie hatte weder den Anspruch noch die Legitimation zur Umsetzung durch die neu zu errichtenden Instanzen Gründungsausschuss (GA) und Landespflegekammer (LPFK), darf jedoch gerne als eine Möglichkeit disku-tiert werden. Dieses Kapitel stellt nun - im Sinne eines Epilogs zu den vorange-henden Abschnitten – den weiteren politischen Prozess bis zur Verabschiedung der Novelle des Heilberufsgesetzes (HeilBG) RLP dar, welcher bis zum Ende vom Projekt Gründungskonferenz zur Errichtung einer Pflegekammer in RLP begleitet wurde. Auf Basis der erschienenen Pressemitteilungen wird im Folgen-den der Versuch unternommen, ein vollständiges Bild zu zeichnen.

Nach der ersten Lesung des Gesetzentwurfes im Juni 2014 verwies der Landtag die Novelle des HeilBG zur weiteren Bearbeitung federführend an den Sozialpolitischen Ausschuss (SOPO) des rheinland-pfälzischen Landtages (s. Kap. 7.3). Aufgrund des Umfanges des Gesetzentwurfes beschloss der SOPO, zwei Anhörungsverfahren durchzuführen. Zur ersten Anhörung im September 2014 waren die Vertreter der anderen Heilberufe geladen, auf der Tagesordnung standen die sie betreffenden Änderungen in der Novelle.

Am 16. Oktober 2014 fand das für die Pflege entscheidende zweite Anhö-rungsverfahren zur Errichtung der LPFK statt. Dazu waren verschiedene Institu-tionen des Gesundheitswesens geladen, so z.B. die Vorsitzende der GK, der Vorsitzende des DPO, ein Trägervertreter, die Vertreterin der Gewerkschaft ver.di, der Vertreter Krankenhausgesellschaft RLP, der Vertreter der Pflegege-sellschaft RLP und der Datenschutzbeauftragte des Landes. Die Stellungnahmen der Anzuhörenden mussten im Vorfeld schriftlich eingereicht, in der Anhörung erläutert und auf Fragen des Ausschusses eingegangen werden. Sr. M. Basina Kloos, Vorsitzende der GK

> „lobte die Stringenz, mit der dieses Ziel (Errichtung der LPFK, Anmerk. der Autorin) auch seitens der Landesregierung verfolgt werde und hob in ihrer Stellungnahme be-sonders die Vorteile einer Pflegekammer aus der Perspektive der pflegebedürftigen Menschen in Rheinland-Pfalz und aus der Sicht der Pflegenden hervor" (Gründungs-konferenz Landespflegekammer RLP 16.10.2014, S. 1).

Die schriftlichen und mündlichen Stellungnahmen schafften die Grundlage zur weiteren Bearbeitung des Gesetzesentwurfes.

Am 05. November 2014 bildete Ministerpräsidentin Malu Dreyer, für Außenstehende völlig überraschend, ihr Kabinett umfassend um. U.a. wechselte auch Sozialminister Alexander Schweitzer seine Position, er erhielt das Amt des SPD-Fraktionschefs. Als seine Nachfolgerin im Ministeramt für Soziales, Arbeit, Gesundheit und Demografie wurde Sabine Bätzing-Lichtenthäler berufen. Sie war bisher SPD-Bundestagsabgeordnete. Für die Pflege stellte sich nun die Frage, ob die Kabinettsumbildung weitere Verzögerungen im Novellierungsverfahren des HeilBG nach sich ziehen würde, was jedoch nicht der Fall war.

Ende November überarbeitete der SOPO den Gesetzentwurf abschließend. Als Beschlussempfehlung wurde der Entwurf zur zweiten Beratung in die 84. Sitzung des rheinland-pfälzischen Landtags eingebracht. Alle im SOPO vertretenen Fraktionen empfahlen die Zustimmung. Die Beschlussempfehlung wurde als Landesdrucksache 16/3626 veröffentlicht.

Am Nachmittag des 17. Dezember 2014 fand in der 84. Sitzung des rheinland-pfälzischen Landtages die zweite Lesung statt. Die Rednerinnen und Redner aller Fraktionen und die Sozialministerin Frau Bätzing-Lichtenthäler empfahlen den Gesetzentwurf einhellig zur Annahme. In der direkt anschließenden Abstimmung wurde das neue Heilberufsgesetz einstimmig verabschiedet. Mit dieser historischen Entscheidung schuf der rheinland-pfälzische Landtag die gesetzliche Grundlage zur Errichtung der Landespflegekammer Rheinland-Pfalz. Die Pflege erfuhr dadurch eine deutliche institutionelle Stärkung (vgl. Gründungskonferenz Landespflegekammer RLP 17.12.2014, S. 1). „Das einstimmige Votum betonte über alle Fraktionen hinweg die Akzeptanz der Pflege als zentraler Partner zur Bewältigung der mit den demografischen Entwicklungen verbundenen Aufgaben" (ebd.).

Viele Mitglieder der GK waren zu dieser denkwürdigen Stunde im rheinland-pfälzischen Landtag anwesend. Das HeilBG trat zum 02. Januar 2015 in Kraft.

In der vorausgehenden letzten Sitzung am 11. Dezember 2014 im Ministerium (MSAGD) verabschiedete sich die Gründungskonferenz zur Errichtung einer Pflegekammer mit den Worten der Vorsitzenden Sr. M. Basina Kloos:

> „Unsere Arbeit können wir also mit guten Gewissen als beendet ansehen und die Arbeitsergebnisse als Vorbereitung an den Gründungsausschuss weiterreichen" (Gründungskonferenz Landespflegekammer RLP 11.12.2014).

Alle Anwesenden waren sich darüber einig, dass die abschließende Sitzung nicht das Ende, sondern den Beginn einer neuen Ära bedeute (vgl.ebd.). Die beiden zentralen Ziele der GK wurden erfüllt. In insgesamt 254 Informationsveranstaltungen gelang es ihr, über 11000 Pflegende zu erreichen, mit ihnen in den direkten Dialog zu treten und ihre Wünsche, Forderungen aber auch Ängste aufzunehmen. Darüber hinaus betonte der stellvertretende Vorsitzende Dr. Markus Mai, dass die GK in den letzten Monaten verschiedene inhaltliche Aspekte zur zukünftigen Kammerarbeit bearbeiten und wesentliche Vorbereitungen für die Arbeit des Gründungsausschusses in 2015 leisten konnte (vgl. ebd.). So konnten Räume reserviert, diverse Angebote eingeholt und die nächste Kampagne der Öffentlichkeitsarbeit vorgeplant werden. Die Berufung der GK als vorbereitendes Gremium hat sich als äußerst hilfreich für die Pionierarbeit des Errichtungsprozess zur ersten Landespflegekammer erwiesen (vgl. ebd.).

Die eigentliche Aufbauarbeit zur ersten deutschen Pflegekammer begann dann am 05. Januar 2015 mit der konstituierenden Sitzung des Ausschusses zur Errichtung der Landespflegekammer (Gründungsausschuss). Die Ministerin Frau Bätzing-Lichtenthäler, „zeigte sich überzeugt, dass der rheinland-pfälzische Weg Schule machen wird und in absehbarer Zeit auch in anderen Bundesländern Pflegekammern errichtet werden" (MSAGD RLP 05.01.2015, S. 1).

Die 13 ordentlichen Mitglieder und ihre Stellvertretungen, „allesamt aktive Vertreterinnen und Vertreter der Pflege und ein repräsentatives Abbild der Pflege in unserem Land", (ebd., S. 2) wurden auf Vorschlag der Gewerkschaften und Berufsverbände für eine Amtsperiode von einem Jahr vom Ministerium berufen. Die zwei Kernaufgaben des Gründungsausschusses im Jahr 2015 seien erstens die Mitgliederregistrierung der neu verkammerten Berufsangehörigen der Gesundheits- und Krankenpflege, der Gesundheits- und Kinderkrankenpflege und der Altenpflege und zweitens die Vorbereitung und Durchführung der ersten Kammerwahlen im Herbst 2015. Diese Aufgaben des Gründungsausschusses würden sicherstellen, dass die ca. 40.000 in Rheinland-Pfalz tätigen Pflegefachpersonen sich von Anfang an in ihrer Kammer einbringen könnten (vgl. ebd.).

Ministerin Bätzing-Lichtenthäler wünschte der ersten Vertreterversammlung der Landespflegekammer, die Anfang 2016 zusammentreten wird, dass sie „von einem breiten Votum des Berufsstands getragen werde und ein repräsentatives Abbild der Pflegenden darstelle" (ebd. S. 2).

Literaturverzeichnis

Pflegekammer ab 2016. Lobby Interessen für 40000 Pflegekräfte (2014). In: *Rhein-Zeitung*, 26.03.2014, S. 3.

Arbeitgeberverband Pflege e.V. (2013): Arbeitgeberverband Pflege klagt auf Aufnahme in die Gründungskonferenz zur Errichtung einer Pflegekammer in Rheinland-Pfalz. Online verfügbar unter http://www.arbeitgeberverband-pflege.de/das-haben-wir-zusagen/detail.php?objectID=74, zuletzt geprüft am 23.12.2013.

Arnold, Doris (2008): "Aber ich muss ja meine Arbeit schaffen!". Ein ethnografischer Blick auf den Alltag im Frauenberuf Pflege. Frankfurt am Main: Mabuse.

Bartholomeyczik, Sabine (2007): Pflegezeitbemessung unter Berücksichtigung der Beziehungsarbeit. In: *Pflege & Gesellschaft* 12 (3), S. 240–248.

Bayerisches Fernsehen (2013): Zu wenig zum Leben? Unterbezahlt als KrankenschwesterFernsehen. Bayerisches Fernsehen, 26.08.2013. Online verfügbar unter http://www.br.de/mediathek/video/sendungen/lavita/la-vita-krankenschwester-100.html, zuletzt geprüft am 16.06.2014.

Bechtel, Peter (2009): Berufspolitik: "Wir brauchen eine Pflegekammer!". In: *Die Schwester Der Pfleger* 48 (10), S. 1008–1011.

Behrens, Johann; Görres, Stefan; Schäffer, Doris; Bartholomeyczik, Sabine; Stemmer, Renate (Hg.) (2012): Agenda Pflegeforschung für Deutschland. Online verfügbar unter http://www.agenda-pflegeforschung.de/, zuletzt geprüft am 09.07.2014.

Beraus, Simon (2005): Pflegekammer. Berufliche Selbstverwaltung in Großbritannien. In: *Die Schwester Der Pfleger* (09).

Beywl, Wolfgang (Hg.) (2002): Standards für Evaluation. Deutsche Gesellschaft für Evaluation. Köln: Geschäftsstelle DeGEval.

Bibliomed Manager: eGBR-Verbände wollen elektronischen Heilberufsausweis. Online verfügbar unter https://www.bibliomed.de/news/-/content/detail/5389973, zuletzt geprüft am 02.06.2014.

Blum, Sonja; Schubert, Klaus (2009): Politikfeldanalyse. 1. Aufl. Wiesbaden: VS.

Blum, Tanja; Steigmeier, Eric (2012): Die Pflege auf dem Weg zur Selbstverwaltung? Eine Studie zu der Einstellung von examinierten Pflegefachkräften in hessischen Krankenhäusern zur Einführung einer Landespflegekammer. Masterthesis, unveröffentlicht. Evangelische Hochschule Darmstadt, Darmstadt. Pflegewissenschaft.

Bockenheimer-Lucius, Gisela; Sappa, Sylvia (2009): Eine Untersuchung zum Bedarf an Ethikberatung in der stationären Altenpflege. In: Jochen Vollmann, Jan Schildmann und Alfred Simon (Hg.): Klinische Ethik. Aktuelle Entwicklungen in Theorie und Praxis. Frankfurt am Main, New York: Campus, S. 107–124.

Bögemann-Großheim, Ellen (2004): Zum Verhältnis von Akademisierung, Professionalisierung und Ausbildung im Kontext der Weiterentwicklung pflegerischer Berufskom-
petenz in Deutschland. In: *Pflege & Gesellschaft* 3 (04), S. 100–107.

Böhm, Daniel (2013): Pflegekammern am Beispiel von Rheinland-Pfalz. Versorgungs-
sicherheit oder Illusion? Eine Bewertung aus rechtlicher und politischer Sicht. München: GRIN.

Bollinger, Heinrich (2005): Profession - Dienst - Beruf. Der Wandel der Gesundheitsberu-
fe aus berufssoziologischer Sicht. In: Heinrich Bollinger, Anke Gerlach und Michaela
Pfadenhauer (Hg.): Gesundheitsberufe im Wandel. Soziologische Betrachtungen und
Interpretationen. Frankfurt am Main: Mabuse, S. 13–30.

Bollinger, Heinrich; Gerlach Anke; Pfadenhauer, Michaela (2005): Soziologie der Gesundheitsberufe. In: Heinrich Bollinger, Anke Gerlach und Michaela Pfadenhauer
(Hg.): Gesundheitsberufe im Wandel. Soziologische Betrachtungen und Interpretationen. Frankfurt am Main: Mabuse, S. 7–11.

Borutta, Manfred; Giesler, Christiane (2006): Karriereverläufe von Frauen und Männern
in der Altenpflege. Wiesbaden: DUV.

Boucsein, Markus (2012): Professionalisierung und Pflegenotstand im Widerspruch.
Fachkräftemangel. In: *Die Schwester Der Pfleger* 51 (7), S. 632–635.

bpa (30.08.2013): Umfrage des Ministeriums zur Pflegekammer nicht repräsentativ. bpa
führt eigene Befragung unter seinen Mitgliedern durch. bpa. pressemitteilung, zuletzt
geprüft am 23.12.2013.

bpa (2014): Bundesverband privater Anbieter sozialer Dienste e.V.: Über uns. Homepage.
Hg. v. bpa. Online verfügbar unter http://www.bpa.de/UEber-uns.215.0.html, zuletzt
geprüft am 08.07.2014.

bpa- Bundesverband privater Anbieter sozialer Dienste e.V. (2014): Voller Risiken und
Nebenwirkungen: Die geplante Pflegekammer. Online verfügbar unter http://criare.de/
bug/, zuletzt aktualisiert am 05.11.2013, zuletzt geprüft am 30.06.2014.

Brieskorn-Zinke, Marianne; Höhmann, Ulrike; Beckmann, Christine; Stocker, lvira
(2001): Zur Professionalisierung und Berufssituation von PflegewirtInnen mit genera-
listischer Ausbildung. Diskutiert anhand von Ergebnissen der AbsolventInnenbefra-
gung der Fachhochschulen Darmstadt, Frankfurt, Fulda zwischen 1997 und 2000. In:
Pflege & Gesellschaft 6 (3), S. 100–108.

Bundesärztekammer (2014): Tätigkeitsbericht 2013. Hg. v. Bundesärztekammer. Berlin.
Online   verfügbar   unter   http://www.bundesaerztekammer.de/page.asp?his=
0.1.1610.11986, zuletzt geprüft am 30.06.2014.

Bundesministerium für Justiz und Verbraucherschutz (18.12.1989): Sozialgesetzbuch
(SGB) Sechstes Buch (VI) - Gesetzliche Rentenversicherung. SGB VI, vom 2002.
Online verfügbar unter http://www.gesetze-im-internet.de/sgb_6/BJNR122610989.
html, zuletzt geprüft am 08.07.2014.

Bundesministerium für Justiz und Verbraucherschutz (16.07.2003): Gesetz über die Berufe in der Krankenpflege (Krankenpflegegesetz - KrPflG). KrPflG, vom 24.06.2010. Online verfügbar unter http://www.gesetze-im-internet.de/krpflg_2004/BJNR 144210003.html, zuletzt geprüft am 02.07.2014.

Bundeszentrale für gesundheitliche Aufklärung (BZgA) (Hg.) (2001): Was erhält Menschen gesund? Antonovskys Modell der Salutogenese. Köln.

Cassier-Woidasky, Anne-Kathrin (2011): Professionsentwicklung in der Pflege und neue Formen der Arbeitsteilung im Gesundheitswesen. Hindernisse und Möglichkeiten patientenorientierter Versorgungsgestaltung aus professionssoziologischer Sicht. In: Ullrich Bauer und Bernard Braun (Hg.): Jahrbuch für kritische Medizin // Zur Kritik schwarz-gelber Gesundheitspolitik, Bd. 47. Hamburg: Argument, S. 163–184.

DBfK; ÖGKV; SBK (Hg.) (2010): ICN-Ethikkodex für Pflegende. Berlin. Online verfügbar unter www.dbfk.de/download/.../10091DBfK-ICN-Ethik-E04kl-web.pdf, zuletzt geprüft am 06.07.2014.

Demszky von der Hagen, Alma; Voß, G. Günter (2010): Beruf und Profession. In: Fritz Böhle, G. Günter Voß und Günther Wachtler (Hg.): Handbuch Arbeitssoziologie. Wiesbaden: VS, S. 751–803.

Dörge, Christine (2009a): Dienstleistung »Professionelle Pflege« – Lippenbekenntnis oder Handlungswirklichkeit? In: Gero Langer (Hg.): Hallesche Beiträge zu den Gesundheits- und Pflegewissenschaften. »Pflegebedürftig« in der »Gesundheitsgesellschaft«. Halle (Saale), 26. – 28. März. Halle (Saale), S. 117–133.

Dörge, Christine (2009b): Professionelles Pflegehandeln im Alltag. In: *Pflegewissenschaft* 11 (06), S. 325–336, zuletzt geprüft am 03.04.2014.

DPR (Hg.) (2014): Der Deutsche Pflegerat e.V. Online verfügbar unter http://www. deutscher-pflegerat.de/verband/mitgliedsverbaende.php, zuletzt geprüft am 30.06.2014.

Dunkel, Wolfgang (2005): Erfahrungswissen in der Pflege- Basis einer Professionalisierung jenseits von Verwissenschaftlichung. In: Heinrich Bollinger, Anke Gerlach und Michaela Pfadenhauer (Hg.): Gesundheitsberufe im Wandel. Soziologische Betrachtungen und Interpretationen. Frankfurt am Main: Mabuse, S. 161–175.

Eckart, Wolfgang U. (2009): Geschichte der Medizin. Fakten, Konzepte, Haltungen. 6. Auflage. Berlin, Heidelberg: Springer.

Faltin, Jürgen (2013a): Der Weg zur Gründung einer Pflegekammer in Rheinland-Pfalz, 2013. Online verfügbar unter bflk.de/files/doku/2013/guenzburg-_pflegekammer.pdf, zuletzt geprüft am 01.01.2014.

Faltin, Jürgen (2013b): Der Weg zur Meinungsbildung über die Gründung einer Pflegekammer in Rheinland-Pfalz. Krankenhaus der barmherzigen Brüder Trier. Trier, 21.01.2013. Online verfügbar unter http://www.bk-trier.de/bk_trier/Aktuelles/ Meldungen/20130117_Pflegekammer.php?WSESSIONID=aa8b5d708f79e95877d89a f02bc89508, zuletzt geprüft am 02.06.2014.

Franke, Alexa (2012): Modelle von Gesundheit und Krankheit. 3. Aufl. Bern: Huber.

Frankfurter Rundschau (2013): Unterbezahlt und oftmals ausgebrannt, 25.03.2013. Online verfügbar unter http://www.fr-online.de/politik/pflegeberuf--unterbezahlt-und-oft mals-ausgebrannt-,1472596,22200840.html, zuletzt geprüft am 16.06.2014.

Freie und Hansestadt Hamburg, Behörde für Gesundheit und Verbraucherschutz (Hg.) (2014): Ergebnisse einer repräsentativen Befragung zur Errichtung einer Pflegekammer in Hamburg. Unter Mitarbeit von Dr. Holger Liljeberg, Dipl.-Psych. Markus Funke. Online verfügbar unter http://www.hamburg.de/berufe-im-gesundheitswesen/ 4126426/pflegekammer-befragung-infoflyer/, zuletzt geprüft am 05.03.2014.

Gerlach, Anke (2005): Akademisierung ohne Professionalisierung? Die Berufswelt der ersten Pflegeakademiker in Deutschland. In: Heinrich Bollinger, Anke Gerlach und Michaela Pfadenhauer (Hg.): Gesundheitsberufe im Wandel. Soziologische Betrachtungen und Interpretationen. Frankfurt am Main: Mabuse, S. 71–102.

Gerlach, Anke (2013): Professionelle Identität in der Pflege. Frankfurt am Main, Bielefeld: Mabuse.

Gesetzentwurf der Bundesregierung (04.07.2014): Entwurf eines Fünften Gesetzes zur Änderung des Elften Buches Sozialgesetzbuch - Leistungsausweitung für Pflegebedürftige, Pflegevorsorgefonds. 5. SGB XI-ÄndG. Online verfügbar unter http:// www.bmg.bund.de/fileadmin/dateien/Downloads/P/Pflegestaerkungsgesetze/Entwurf _Pflegestaerkungsgesetz_Stand_BT1.pdf, zuletzt geprüft am 13.07.2014.

Göckenjan, Gerd (1985): Kurieren und Staat machen. Gesundheit und Medizin in der bürgerlichen Welt. 1. Aufl. Frankfurt am Main: Suhrkamp.

Großklaus-Seidel, Marion (2002): Ethik im Pflegealltag. Wie Pflegende ihr Handeln reflektieren und begründen können. 1. Aufl. Stuttgart: Kohlhammer.

Gründungskonferenz Landespflegekammer RLP (2013): Landespflegekammer Rheinland-Pfalz. Informationsveranstaltung. Das ist meine Kammer. Geschäftsstelle der Gründungskonferenz zur Errichtung einer Pflegekammer in RLP. Ludwigshafen am Rhein, 2013. Online verfügbar unter http://www.pflegekammer-gruendungs konferenz-rlp.de/fileadmin/Praesentation-GKvO-Version-2014_140110.pdf, zuletzt geprüft am 24.01.2015.

Gründungskonferenz Landespflegekammer RLP (16.10.2014): Gründungskonferenz nimmt Stellung im Landtag. Ludwigshafen am Rhein, Mainz, Neuwied. Kuhn, Andrea; Postel, Sandra, zuletzt geprüft am 19.07.2015.

Gründungskonferenz Landespflegekammer RLP (11.12.2014): Letzte Sitzung der Gründungskonferenz zur Errichtung einer Pflegekammer in Rheinland-Pfalz in Mainz. Gründungskonferenz beendet ihre erfolgreiche Arbeit. Ludwigshafen am Rhein, Mainz, Neuwied. Andrea Kuhn; Sandra Postel, zuletzt geprüft am 19.07.2015.

Gründungskonferenz Landespflegekammer RLP (17.12.2014): Rheinland-Pfalz schreibt Geschichte für die Pflege. Der Landtag verabschiedet einstimmig das Heilberufsgesetz als Grundlage für die erste deutsche Pflegekammer. Ludwigshafen am Rhein, Mainz, Neuwied. Andrea Kuhn; Sandra Postel, zuletzt geprüft am 19.07.2015.

Hanika, Heinrich (2006): Wo bleibt die Pflegekammer? Mehr Schutz für Patienten und Pflege durch Berufskammern. In: *Heilberufe* 58 (4), S. 54–55.

Hanika, Heinrich (2010a): Kammern der Berufsständischen Selbstverwaltung in der Europäischen Union im Lichte des deutschen und europäischen Rechts. 1. Teil. In: *Pflegerecht* 14 (8), S. 415–425.

Hanika, Heinrich (2010b): Kammern der Berufsständischen Selbstverwaltung in der Europäischen Union im Lichte des deutschen und europäischen Rechts. 2. Teil. In: *Pflegerecht* 14 (9), S. 475–483.

Hanika, Heinrich (2012): Pflegekammer sichert Partizipationsrecht. In: *Heilberufe* 64 (1), S. 16–18.

Hanika, Heinrich (2013): Pflegekammern in Deutschland und Europa. 10. Fachtagung des Hamburger Pflegerates. Albertinen-Akademie Hamburg. Hamburger Pflegerat. Hamburg, 25.04.2013. Online verfügbar unter http://www.bv-pflegemanagement.de/ termin/items/163.html?file=files/balk/meldungen/Aktuelles/2013/flyer_HHpr_2013. pdf., zuletzt geprüft am 28.12.2013.

Hartmann, Heinz (1972): Arbeit, Beruf, Profession. In: Thomas Luckmann und Walter Michael Sprondel (Hg.): Berufssoziologie. Köln: Kiepenheuer & Witsch (55), S. 36–52.

Heitkötter, Martina; Jurczyk, Karin; Langer, Andreas; Meier-Gräwe, Uta (2009): Familien- ein zeitpolitisches Entwicklungsland. In: Martina Heitkötter (Hg.): Zeit für Beziehungen? Zeit und Zeitpolitik für Familien. Opladen: Budrich, S. 7–34.

Hessisches Ministerium für Wissenschaft und Kunst (01.01.2010): Hessisches Hochschulgesetz. HSchulG HE 2010. Online verfügbar unter http://www.rv.hessenrecht.hessen. de/jportal/portal/t/e7/page/bshesprod.psml?action=controls.jw.PrintOrSaveDocument Content&case=save, zuletzt geprüft am 09.07.2014.

Hofmann, Irmgard (2012): Die Rolle der Pflege im Gesundheitswesen. In: *Bundesgesundheitsblatt (Bundesgesundheitsblatt - Gesundheitsforschung - Gesundheitsschutz)* 55 (9), S. 1161–1167.

Höhmann, Ulrike (2001): Das modifizierte Trajekt Konzept als Orientierungsrahmen im interprofessionellen Dialog. In: *Pflegemanagement* 3 (7), S. 138–142.

Huerkamp, Claudia (1985): Der Aufstieg der Ärzte im 19. Jahrhundert. Vom gelehrten Stand zum professionellen Experten: Das Beispiel Preußens. Göttingen: Vandenhoeck & Ruprecht.

IfK - Institut für Kammerrecht e.V. (2013): Mitteilung der DGF bzgl. Pflegekammern in Deutschland. Online verfügbar unter http://www.kammerrecht.de/, zuletzt geprüft am 22.12.2013.

Igl, Gerhard (2008): Weitere öffentlich-rechtliche Regulierung der Pflegeberufe und ihrer Tätigkeiten. Voraussetzungen und Herausforderungen. München,. München: Urban & Vogel.

Infratest dimap (Hg.) (2013): Evaluationsstudie "Pflegekammer Niedersachsen". Eine Studie im Auftrag des Niedersächsischen Ministeriums für Soziales, Frauen, Familie, Gesundheit und Integration. Online verfügbar unter http://www.ms.niedersachsen.de/ download/76170/Evaluationsstudie_Pflegekammer_Niedersachsen.pdf., zuletzt geprüft am 28.12.2013.

Jacobs, Peter (2012): 60 Jahre Pflegenotstand: Ein Blick zurück im Zorn. Misere der Pflegeberufe. In: *Die Schwester Der Pfleger* 51 (7), S. 636–639.

Kälble, Karl (2005): Modernisierung durch wissenschaftsorientierte Ausbildung an Hochschulen. Zum Akademisierungs- und Professionalisierungsprozess der Gesundheitsberufe in Pflege und Theorie. In: Heinrich Bollinger, Anke Gerlach und Michaela Pfadenhauer (Hg.): Gesundheitsberufe im Wandel. Soziologische Betrachtungen und Interpretationen. Frankfurt am Main: Mabuse, S. 31–54.

Kälble, Karl (2013): Der Akademisierungsprozess der Pflege. In: *Bundesgesundheitsblatt (Bundesgesundheitsblatt - Gesundheitsforschung - Gesundheitsschutz)* 56 (8), S. 1127–1134.

Kellnhauser, Edith (1994): Krankenpflegekammern und Professionalisierung der Pflege. Ein internationaler Vergleich mit Prüfung der Übertragbarkeit auf die Bundesrepublik Deutschland. Melsungen, Osnabrück: Bibliomed.

Kellnhauser, Edith (2009): Fallbeispiele aus England: Pflegekammer wacht über Berufskodex. In: *Die Schwester Der Pfleger* 48 (9), S. 878–881.

Kevenhörster, Paul (2006): Politikwissenschaft. Band 2: Ergebnisse und Wirkungen der Politik. 1. Aufl. Wiesbaden: VS.

Kirsten, Johanna (2014a): Auf dem Weg zur Pflegekammer? In: *Gesundheitswirtschaft* 8 (1), S. 20–21.

Kirsten, Johanna (2014b): Pfälzer Kammerspiele. In: *Gesundheitswirtschaft* 8 (1), S. 18–19.

Kohlen, Helen (2012): Die Rolle von Pflegenden in Klinischen Ethikkomitees. In: Settimio Monteverde (Hg.): Handbuch Pflegeethik. Ethisch denken und handeln in den Praxisfeldern der Pflege. 1. Aufl. Stuttgart: Kohlhammer, S. 193–201.

Kohlen, Helen (2013): "Zeit ist Geld" und die Sorge um das gute Leben. Überlegungen zu einem Verständnis von Care als politische und soziale Praxis. In: Heribert Niederschlag (Hg.): Moral und Moneten. Zu Fragen der Gerechtigkeit im Gesundheitssystem. Ostfildern: Matthias Grünewald (4), S. 69–82.

komba (2011): komba-Positionspapier "Pflegequalität durch Selbstbestimmung". Köln. Online verfügbar unter http://www.komba.de/aktuelles/artikel/article/komba-positions

papier-pflegequalitaet-durch-selbstbestimmung-1.html.,   zuletzt   geprüft   am 28.12.2013.

Krampe, Eva-Maria (2009): Emanzipation durch Professionalisierung? Akademisierung des Frauenberufs Pflege in den 1990er Jahren: Erwartungen und Folgen. Frankfurt am Main: Mabuse.

Kuhn, Andrea (2011): Jetzt auch noch Ethik. Konzeptentwicklung zur Ethikberatung auf Basis einer Bedarfsanalyse in einer Einrichtung der stationären Altenpflege. Bachelorthesis, unveröffentlicht. Evangelische Hochschule Darmstadt, Darmstadt. Pflegewissenschaft und Gesundheitsförderung.

Landesregierung NRW/Ministerium für Gesundheit, Emanzipation, Pflege und Alter (21.03.2014): Plant die Landesregierung die Einrichtung einer Pflegekammer in NRW? Kleine Anfrage der FDP. Antwort der Landesregierung, vom Drucksache 16/ 5345. Online verfügbar unter http://www.schneider-susanne.de/Kleine-An fragen/37025c8402i5710/index.html, zuletzt geprüft am 09.07.2014.

Landesregierung RLP (10.06.2014): Gesetzentwurf der Landesregierung Heilberufsgesetz. HeilBG, vom Drucksache 16/3626. Online verfügbar unter http://www. landtag.rlp.de/landtag/drucksachen/3626-16.pdf., zuletzt geprüft am 27.06.2014.

Lay, Reinhard (2004): Ethik in der Pflege. Ein Lehrbuch für die Aus-, Fort- und Weiterbildung. Hannover: Schlüter.

Ley, Christian (2006): Beiträge der Reichssektion Gesundheitswesen im Verband der Gemeinde- und Staatsarbeiter zur Professionalisierung der Pflege zwischen 1918 und 1933. Diplomarbeit. Fachhochschule, Münster. Pflege. Online verfügbar unter http:// www.christian-ley.de/Dokumente/Diplomarbeit.pdf, zuletzt geprüft am 04.08.2014.

Lösche, Peter (2007): Verbände und Lobbyismus in Deutschland. Stuttgart: Kohlhammer.

Martini, Mario (2014): Die Pflegekammer - verwaltungspolitische Sinnhaftigkeit und rechtliche Grenzen. 1. Aufl. Berlin: Duncker & Humblot.

Menche, Nicole; Asmussen-Clausen, Maren (Hg.) (2009): Pflege heute. Lehrbuch für Pflegeberufe. 4. Aufl. München: Elsevier Urban & Fischer.

Moers, Martin (1994): Anforderungs- und Berufsprofil der Pflege im Wandel. In: Doris Schaeffer, Martin Moers und Rolf Rosenbrock (Hg.): Pubic Health und Pflege. Zwei neue gesundheitswissenschaftliche Disziplinen. Berlin: edition sigma, S. 159–174.

Moers, Martin; Schaeffer, Doris; Schnepp, Wilfried (2011): Too busy to think? Essay über die spärliche Theoriebildung der deutschen Pflegewissenschaft. In: *Pflege* 24 (6), S. 349–360.

Monteverde, Settimio (2009): Pflege- Die Ethik fürsorgerischer Zuwendung. In: Christof Arn und Tatjana Weidmann-Hügle (Hg.): Ethikwissen für Fachpersonen. Basel: EMH Schweizerischer Ärzteverlag (Bd. 2), S. 51–73.

Monteverde, Settimio (2013): Pflegeethik und die Sorge um den Zugang zu Pflege. In: *Pflege* 26 (4), S. 271–280.

MSAGD RLP (2012): Flyer Pflegekammer. Information zur Einrichtung einer Pflege-kammer für die Berufsangehörigen der Pflege. Flyer. Online verfügbar unter http://www.dpv-online.de/pdf/flyer-pflegekammer.pdf., zuletzt geprüft am 16.06.2014.

MSAGD RLP (22.03.2013): Landesverordnung zur Durchführung des Landesgesetzes über Wohnformen und Teilhabe. LWTG/DVO. Fundstelle: Gesetz- und Verord-nungsblatt für das Land Rheinland-Pfalz vom 19. April 2013, zuletzt geprüft am 06.07.2014.

MSAGD RLP (2013): Pflegekammer Rheinland-Pfalz. Pressekonferenz vom 28.03.2013. MSAGD RLP. Mainz, 28.03.2013. Online verfügbar unter www.pflegekammer-rlp. de/2013/03/, zuletzt geprüft am 23.12.2013.

MSAGD RLP (28.03.2013): Schweitzer: Wichtiger Schritt zur Einrichtung der Pflege-kammer. Online verfügbar unter http://msagd.rlp.de/presse/einzelansicht/archive/2013/march/article/schweitzer-wichtiger-schritt-zur-einrichtung-der-pflegekammer/, zuletzt geprüft am 23.12.2013.

MSAGD RLP: Begründung HeilBG. Fundstelle: HeilBG. Online verfügbar unter Http://www.landtag.rlp.de/landtag/drucksachen/3626-16.pdf., zuletzt geprüft am 23.12.2013.

MSAGD RLP (05.01.2015): Bätzing-Lichtenthäler: Historischer Tag für die Pflege. Lan-despflegekammer. Mainz. Johanna Bock, zuletzt geprüft am 19.07.2015.

Müller-Staub, Maria, Reitmayer, Angela; Hofstetter, Dorothée (2009): DRG – Pflege-diagnosen als Chance. In: *Krankenpflege* (11), S. 18–21. Online verfügbar unter www.pflege-pbs.ch/downloads/DRG_PD_als_Chance.pdf, zuletzt geprüft am 08.07.2014.

News des Tages - bibliomedmanager.de: Patientenvertreterin fordert unabhängiges Quali-tätsinstitut. Online verfügbar unter https://www.bibliomed.de/news/-/content/detail/5390038, zuletzt geprüft am 02.06.2014.

Niedermaier, Franz (2013): Gemeinsame Erklärung Bayern braucht keine Pflegekammer. Online verfügbar unter http://bayern.dgb.de/presse/++co++d0a1bbc8-e3b9-11e2-af65-00188b4dc422, zuletzt aktualisiert am 2013, zuletzt geprüft am 30.06.2014.

Niehus, Heinz Günter (2014): Nationale Konferenz zur Errichtung von Pflegekammern in Deutschland. Pflegekammer.de. Online verfügbar unter http://www.pflegekammer.de/index.html, zuletzt aktualisiert am 23.03.2014, zuletzt geprüft am 30.06.2014.

Odenbreit, Matthias (2011): Elektronische Pflegedaten = Prozessoptimierung in der Solo-thurner Spitäler AG. Sichtbar durch Pflegediagnosen? CIS Konferenz. Paul Klee Zen-trum, 2011. Online verfügbar unter www.ehealthsummit.ch/sites/default/files/24_Matthias_Odenbreit.pdf, zuletzt geprüft am 08.07.2014.

Oevermann, Ulrich (1997): Theoretische Skizze einer revidierten Theorie professionali-sierten Handelns. In: Arno Combe und Werner Helsper (Hg.): Pädagogische Profes-sionalität. Untersuchungen zum Typus pädagogischen Handelns. 1. Aufl. Frankfurt am Main: Suhrkamp, S. 70–182.

Piechotta, Gudrun (2000): Weiblich oder kompetent? Der Pflegeberuf im Spannungsfeld von Geschlecht, Bildung und gesellschaftlicher Anerkennung. 1. Aufl. Bern: Huber.

Plümper, Thomas (2008): Effizient Schreiben. Leitfaden zum Verfassen von Qualifizierungsarbeiten und wissenschaftlichen Texten. 1. Aufl. München: Oldenbourg.

Rabe -Kleberg, Ursula (1997): Professionalität und Geschlechterverhältnis. Oder: Was ist "semi" an traditionellen Frauenberufen? In: Arno Combe und Werner Helsper (Hg.): Pädagogische Professionalität. Untersuchungen zum Typus pädagogischen Handelns. 1. Aufl. Frankfurt am Main: Suhrkamp, S. 276–302.

Radtke-Röwekamp, Bianca (2008): Frauen als pflegende Angehörige. Geschlechtsspezifische Dimensionen famialer Pflege. In: Annemarie Bauer und Katharina Gröning (Hg.): Gerechtigkeit, Geschlecht und demografischer Wandel. Frankfurt/Main: Mabuse, S. 241–257.

Rieder, Kerstin (1999): Zwischen Lohnarbeit und Liebesdienst. Belastungen in der Krankenpflege. Weinheim, München: Juventa.

Robert Bosch Stiftung (1992): Pflege braucht Eliten. Denkschrift der Kommission der Robert-Bosch-Stiftung zur Hochschulausbildung für Lehr- und Leitungskräfte in der Pflege ; mit systematischer Begründung und Materialien. 6. Aufl. Gerlingen: Bleicher.

Rosenbrock, Rolf; Gerlinger, Thomas (2006): Gesundheitspolitik. Eine systematische Einführung. 2., vollst. überarb. u. erw. Aufl. Bern: Huber.

Roßbruch, Robert (2001): Sind Pflegekammern verfassungsrechtlich zulässig und berufspolitisch notwendig? Sieben Thesen zur rechtlichen und berufspolitischen Begründung der Errichtung von Pflegekammern. In: *Pflegerecht* 5 (1), S. 1–16, zuletzt geprüft am 30.12.2013.

Roßbruch, Robert (2013): Zur rechtlichen Zulässigkeit von Pflegekammern unter besonderer Berücksichtigung der Aspekte Pflichtmitgliedschaft, Versorgungswerk, Aufgabenübertragung sowie deren Sinnhaftigkeit. In: *Pflegerecht* 17 (9).

Roßbruch, Robert (2014): Zur Errichtung von Pflegekammern – Der Wahnsinn der Pflegekammergegner hat Methode. In: *Gesundheit und Pflege* 4 (2), S. 53–58.

Rothstein, Axel (2009): Das Dilemma mit der guten Pflege. Rechtliche Bedingungen für die Qualitätsentwicklung in der Pflege: Fördernde Faktoren und Stolpersteine. In: *Pflegen* (2/3), S. 20–25, zuletzt geprüft am 13.07.2014.

Scherrieble-Chauvet, Arlette (2013): „Rôle Propre" – Die eigene Rolle finden. In: *Heilberufe* 65 (1), S. 26–28.

Schlie, Martin (2013): Partizipation der beruflichen Pflege an einer Pflegekammer. Empirische Erhebung an einer Fachklinik für Rehabilitation in Thüringen. Hamburg: Diplomica.

Schmeiser, Martin (2006): Soziologische Ansätze der Analyse von Professionen, der Professionalisierung und des professionellen Handelns. In: *SozWelt* 57 (03), S. 295–318.

Schmidbaur, Marianne (2002): Vom "Lazaruskreuz" zu "Pflege aktuell". Königstein/ Taunus, Frankfurt am Main: Helmer.

Schmidt, Sarah; Schneekloth, Ulrich (2013a): Meinungsumfrage zur Errichtung einer Pflegekammer in Schleswig-Holstein. Abschlussbericht. Hg. v. TNS Infratest Sozialforschung GmbH. München. Online verfügbar unter http://www.schleswig-holstein. de/MSGFG/DE/Gesundheit/Pflegekammer/abschlussbericht__blob=publicationFile. pdf, zuletzt geprüft am 31.10.2013.

Schmidt, Sarah; Schneekloth, Ulrich (2013b): Bayerische Pflegekräftebefragung Abschlussbericht. November 2013. Hg. v. TNS Infratest. München. Online verfügbar unter http://w3-mediapool.hm.edu/mediapool/media/dachmarke/dm_lokal/presse/ news_1/dokumente_46/2013_2/12_11/Pflegekammer_Abschlussbericht_HM_021213 x.pdf., zuletzt geprüft am 23.12.2013.

Schneider, Volker; Janning, Frank (2006): Politikfeldanalyse. 1. Aufl. Wiesbaden: VS.

Schrank, Stefan (2004): Fragen Sie Ihre Patienten - bevor es der MDK tut. 1. Aufl. Hannover: Schlüter.

Schwarz, Renate (2009): Supervision und professionelles Handeln Pflegender. Wiesbaden: VS.

Schweikardt, Christoph (2007): Die Auseinandersetzung um die Einführung des preußischen Krankenpflegeexamens von 1907 bei den katholischen Orden und der evangelischen Mutterhausdiakonie. In: *Pflege* 20 (6), S. 372–380.

Schweikardt, Christoph (2008): Die Entwicklung der Krankenpflege zur staatlich anerkannten Tätigkeit im 19. und frühen 20. Jahrhundert. Das Zusammenwirken von Modernisierungsbestrebungen, ärztlicher Dominanz, konfessioneller Selbstbehauptung und Vorgaben preußischer Regierungspolitik. München: Meidenbauer.

Seewald, Ottfried (1998): Die Verfassungsmäßigkeit der Errichtung einer Kammer für Pflegeberufe im Freistaat Bayern". Kurzfassung. Hg. v. Förderverein zur Gründung einer Pflegekammer in Bayern e.V. Online verfügbar unter www.pflegekammer.de/ Seewald.pdf, zuletzt geprüft am 27.12.2013.

Sewtz, Susanne (2006): Karrieren im Gesundheitswesen. Eine geschlechtervergleichende Analyse der Professionen Medizin und Pflege. Weinheim: Juventa.

Simon, Alfred; Burger, Leopold; Goldenstein, Sigrid (2010): Ethikberatung in der Altenpflege. In: Andrea Dörries, Gerald Neitzke und Simon, Alfred, Vollmann, Jochen (Hg.): Klinische Ethikberatung. Ein Praxisbuch. 2. Aufl. Stuttgart: Kohlhammer, S. 186–195.

Skibicki, Monika (2006): Brauchen wir Pflegekammern in Deutschland? In: *Die Schwester Der Pfleger* 45 (03), S. 224–226.

Spicker, Ingrid (2001): Professionalisierung der Pflege. Die Sicht von Pflegenden in der Praxis. Diplomarbeit. Universität Wien. Human- und Sozialwissenschaftlichen Fakultät. Online verfügbar unter http://othes.univie.ac.at/8298/1/DA-Spicker.pdf, zuletzt geprüft am 03.04.2014.

Spielbauer, Andreas (2011): Untersuchung der Einschätzung der Pflegebasis über die Errichtung einer Pflegekammer in Sachsen. Bachelorthesis. Westsächsische Hochschule, Zwickau. Gesundheits- und Pflegewissenschaften. Online verfügbar unter http:// www.dagmar-neukirch.de/fileadmin/user_upload/dataProjekte/Fachgespraech_ AnVertreter/pro2_Bachelorthesis_Andreas_Spielbauer.pdf, zuletzt geprüft am 03.01.2014.

Statistisches Bundesamt (2013): Gesundheit. Personal - Fachserie 12 Reihe 7.3.1 - 2011. Hg. v. Statisches Bundesamt. Wiesbaden. Online verfügbar unter https://www. destatis.de/DE/Publikationen/Thematisch/Gesundheit/Gesundheitspersonal/ PersonalPDF_2120731.pdf?__blob=publicationFile, zuletzt geprüft am 29.06.2014.

Steppe, Hilde (2000a): Das Selbstverständnis der Krankenpflege in ihrer historischen Entwicklung. In: *Pflege* 13 (2), S. 77–83.

Steppe, Hilde (2000b): Die Pflege und ihr gesellschaftspolitischer Auftrag. In: *Pflege* 13 (2), S. 85–90.

Stichweh, Rudolf (2005): Die Soziologie der Professionen _2_. Luzern. Online verfügbar unter http://www.unilu.ch/deu/prof._dr._rudolf_stichwehpublikationen_38043.html, zuletzt geprüft am 16.04.2014.

Stiel, Jutta (2005): Pflegekammer in Deutschland – Möglichkeit oder Illusion? Ein Klärungsversuch. Diplomarbeit. Katholische Fachhochschule Nordrhein-Westfalen, Köln. Fachbereich Gesundheitswesen. Online verfügbar unter http://www.jutta-stiel.de/ download/Diplomarbeit%20-%20Pflegekammer%20in%20Deutschland.pdf, zuletzt geprüft am 22.12.2013.

Taubert, Johanna (1992): Pflege auf dem Weg zu einem neuen Selbstverständnis. Berufliche Entwicklung zwischen Diakonie und Patientenorientierung. Frankfurt am Main: Mabuse.

Teigeler, Brigitte (2014): Eine mächtige Gemeinschaft. In: *Die Schwester Der Pfleger* 53 (1), S. 28–31.

Tenbensel, Christiane (2013): Entwicklungsperspektiven in der Pflege. In: Bettina Dilcher und Lutz Hammerschlag (Hg.): Klinikalltag und Arbeitszufriedenheit. Die Verbindung von Prozessoptimierung und strategischem Personalmanagement im Krankenhaus. 2. Aufl. 2013. Wiesbaden: Springer Gabler, S. 167–178.

ver.di Landesbezirk Bayern (Hg.) (2013): Nein zur Pflegekammer: Gute Arbeit und gute Pflege brauchen wirksame Maßnahmen. Mitmachen bei der Befragung der Pflegekräfte in Bayern. Flyer. Online verfügbar unter http://gesundheit-soziales-bayern. verdi.de/++file++518d7df86f684454ba00051c/download/Flyer-zur-Pflegekammer- zum-download-2.pdf, zuletzt geprüft am 30.06.2014.

Verwaltungsgericht Mainz, Urteil vom 21.02.2014, Aktenzeichen 4 K 1610/13.MZ.

Weidner, Frank (1995): Professionelle Pflegepraxis und Gesundheitsförderung. Eine empirische Untersuchung über Voraussetzungen und Perspektiven des beruflichen Handelns in der Krankenpflege. 1. Aufl. Frankfurt am Main, Osnabrück: Mabuse.

Weidner, Frank (2014): Die Pflegekammer kommt! Ja warum denn nicht? In: *Die Schwester Der Pfleger* 53 (4), S. 324–327.

Weidner, Frank; Laag, Ursula; Gehlen, Danny; Graßme, Hendrik (2013): Abschlussbericht Befragungs- und Registrierungsstelle zur Einrichtung einer Landespflegekammer in Rheinland-Pfalz. Hg. v. Deutsches Institut für angewandte Pflegeforschung e.V. (dip). Online verfügbar unter http://www.dip.de/fileadmin/data/pdf/projekte/BadP21_Abschlussbericht_Pflegekammer_Endf.pdf, zuletzt geprüft am 23.12.2014.

Printed in the United States
By Bookmasters